KB052798

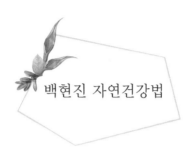

백현진 자연건강법

백현진 자연건강법

초판 1쇄 인쇄 | 2019년 9월 18일
초판 1쇄 발행 | 2019년 9월 26일
지은이 | 백현진
교정/편집 | 송은진 / 김보영 / 김지현
표지 디자인 | 김보영
펴낸이 | 서지만
펴낸곳 | 하이비전
신고번호 | 제 305-2013-000028호
신고일 | 2013년 9월 4일(최초 신고일 : 2002년 11월 7일)
주소 | 서울시 동대문구 신설동 97-18 정아빌딩 203호
전화 | 02)929-9313
홈페이지 | hvs21.com
E-mail | hivi9313@naver.com

ISBN 979-11-89169-41-1 (03510)

값 | 15,000원

백현진 자연건강법

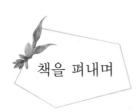

책을 펴내며

나는 2014년에 《문호리팥죽 이야기》라는 책을 출간했다. 치열하게 살았던 과거를 돌아보고, 또 한 번 열정을 불태울 미래를 설계하려는 의미였다. 이 책에서 나는 인생의 전반을 채운 가족, 미술, 웅변, 군대, 정치, 팥죽을 중심으로 나만의 인생관과 신념을 이야기했다. 큰 욕심 없이 담담히 있는 그대로를 서술한 글인데 다행히 많은 분이 읽어주시고, 또 일부러 찾아오셔서 감동적이었다. 정말 좋았다고 말씀해주셔서 감사하고 뿌듯하기 그지없었다. 그런데 이렇게 독자 여러분을 만나는 자리에서 꼭 나오는 이야기가 있었다. 바로 '건강 관리법'이다.

"책의 내용 중에 건강 관리법을 말씀하신 부분이 있던데 무척 흥미로웠습니다."

"평소에 건강하신 모습을 보고 비결 좀 얻어가나 했는데 너무 짧아서 아쉬웠습니다. 좀 더 자세하게 공개해주세요!"

"다음에는 꾸준히 해오고 계시는 건강법에 관한 이야기 한 번 써주시죠. 그 책 나오면 제가 당장 달려가 사서 읽겠습니다!"

총 254쪽 분량의 《문호리팥죽 이야기》에서 내 나름의 건강 철학과 관리법을 쓴 부분은 '제4장. 100세 시대, 건강이 화두' 부분의 20여 쪽에 불과하다. 여기에서 나는 간단하게나마 100세 시대를 보는 시각, 심신 건강의 중요성, 우리 음식문화의 변천과 식습관 등을 이야기했다. 더불어 오랫동안 채식, 소식(素食), 걷기 및 잡곡밥과 팥죽 등으로 몸과 마음의 건강을 지키고 있다고 간명하게 소개했다. 건강 관리법을 주제로 하는 책이 아니다 보니 그 정도로 충분하다고 생각했는데 건강에 관심이 많은 독자들이 이외에 무언가 특별한 비법이 있을 거라고 짐작했던 것 같다.

사실 나는 오래전부터 건강에 관심도 많고 공부도 많이 한 덕에 주변에서 '건강 박사', 특히 '자연건강법 전문가'로 불려왔다. 단순히 방송이나 유행을 따르지 않으며 직접 발품을 팔고 연구해서 최고의 방법만 찾아 꾸준히 실천해 왔다. 성격상 뭐 하나 허투루 하는 법이 없어서 더 그랬다.

겉보기에도 나이보다 훨씬 젊고 건강하며 정열적으로 살고 있으니 주변에서 문의도 많다. 좋은 게 있으면 나누어야 인지상정이라 다른 일 같으면 나누면서 사는데 건강법은 워낙 민감한 부분이라 적극적으로 소개하거나 권하기가 늘 조심스러웠다. 그래도 알려달라고 몇 번이고 부탁하면 이런 걸 하시라 권하기보다는 내가 실제 효과를 본 것을 가감 없이 소신껏 이야기해드렸다. 다행히 내 뜻을 잘 이해하고, 알려드린 건강법을 본인의 체질에 잘 맞춰서 효과를 본 후에 감사의 말을 전하는 분도 많았다.

하지만 아무래도 말로 알려드리는 데는 한계가 있었는지 《문호리팥죽 이야기》가 나오자 아예 책으로 써서 '백현진의 자연건강법'을 좀 소개하는 편이 어떻겠냐는 제안이 끊이지 않았다. 처음에는 그냥 하시는 말이겠거니 해서 웃어넘겼는데, 가만히 생각해보니 알고 있는 내용을 정리한 책을 쓰는 것도 나쁘지 않겠다 싶었다.

한참 전부터 나의 건강 관리법을 알려달라는 요청이 많아 원하시는 분께 소개도 하고 알려왔지만, 책으로 펴내는 건 또 다른 문제였다. 다시 한번 말하지만, 건강 관리법이란 무척 어렵고 조심스러운 분야다. 사람마다 체질도 다르고, 원하는 것도 다르기 때문이다. 이전에 개인적으로 알려드릴 때도 이것이 나 백현진의 건강 관리법일 뿐, 모든 이에게 적합하다고 단언할 수 없으니 맹목적으로 따르지 말고 시간을 길게 두고 천천히 반응을 보며 시행할 것을 신신당부했다.

알다시피 요즘 TV 등 각종 매체에서 건강 관리에 관한 정보가 얼마나 많이 쏟아지는가? 어제 저녁 방송에서 무슨 식품이 좋다고 하면 오늘 오전에 시장에서 동이 나고, 무슨 운동이 좋다고 하면 관련 업계가 반짝 특수를 누리는 실정이다. 나는 이런 모습을 볼 때마다 늘 불안하고 걱정이 많았다. 건강이란 것이 오늘 당장 뭐 하나 먹거나 해본다고 해서 금세 나아질 리 없고, 사람마다 반응이 다른데 방송에서 소위 전문가라는 사람들이 이거 하나면 충분하다고 너무나 쉽게 단언하는 모습이 오히려 믿음이 가지 않았다.

이런 이유로 나는 건강 관리법에 관한 책을 쓰겠다고 결심하고도 바로 쓰지 못했다. 그동안 알고 있었고 분명히 체험으로 깨달은 내용이지만, 다시 처음부터 이론적으로 공부했다. 단순히 '해봤더니 좋더라'로 책을 쓸 수는 없으니 과학적 근거와 실제 사례를 다양하게 수집하고 확인했다. 내 몸을 실험실의 모르모트로 삼아 이것저것 실험해보기도 했다. 건강 관리법을 알리는 일은 함부로 쉽게 할 수 없는 일이라 생각했기에 시간을 여유롭게 두고 꼼꼼히 살폈다.

그 과정에서 새로운 내용도 더 많이 알게 되고, 더 나은 것을 찾아냈으며, 직접 개발에 참여하기도 했다. 그 바람에 《문호리팥죽 이야기》가 나온 지 5년이 지난 후에야 책을 완성할 수 있었다. 기다려주신 독자들께는 죄송하지만 그만큼 완성도를 높였으니 아깝지만은 않은 시간이다.

이 책에서 나는 섭생을 통한 기본 관리법을 바탕으로 식물성 유산균과 흑초, 웅변 스피치, 그리고 요료법을 소개하고자 한다. 모두 내가 실제 체험하고 효과를 본 것이다. 이 네 가지 자연 건강법으로 내 몸은 더 건강하고 활력을 유지하고 있다. 하지만 단순히 '해 봤더니 좋더라!' 식의 이야기를 늘어놓지는 않았다. 과학적인 근거를 찾고 이론적으로 설명해서 독자들이 납득할 만한 근거를 제시했으며, 자연스러운 공감을 통해 스스로 하고자 하는 마음이 들도록 최선을 다해 설명했다.

나는 건강 상태를 볼 때, 다음의 세 가지를 확인한다. 독자들 역시 이 책에서 소개한 자연 건강법을 시도하면서 꼭 확인해 보기를 바란다.

- 대소변이 원활해진다
- 몸이 따뜻해져 체온이 올라간다
- 기분이 좋고 활력이 생긴다

건강한 사람만이 행복한 삶을 살 수 있고, 행복한 사람만이 다른 사람도 행복하게 하는 법이다. 모쪼록 이 책을 읽는 모든 분이 식물성 유산균과 흑초, 웅변 스피치, 그리고 요료법을 결합한 자연 건강법을 이해하고, 자신에게 가장 적합한 방법으로 적용하기 바란다. 그래서 더 건강하고 행복하며, 나아가 널리 건강과 행복을 퍼트릴 수 있는 사람이 되기를 간절히 소망한다.

백 현 진

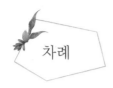

차례

2부
식물성 유산균 건강법

3부
한방흑초 건강법

1부

자연건강법

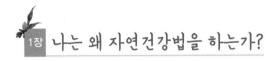

1장 나는 왜 자연건강법을 하는가?

자연건강법은 현대 의학의 한계를 보완, 대체하기 위해 활발하게 연구되고 있는 건강법 중 하나다. 그 핵심은 자연의 원리에 따라, 자연의 힘과 자연 그대로의 소재를 이용해서, 건강을 관리하고 질병을 예방하는 데 있다. 또 몸에 필요한 물질을 보충해주어서 인체가 본래 가지고 있는 치유의 본능을 정상적으로 작동하게 하는, 누구나 실천할 수 있는 쉽고 단순한 건강법이다.

◆ 인체는 자연의 산물이다

누구나 무병장수를 꿈꾼다. 무병과 장수, 이 두 가지 복 중에 우리가 더 방점을 찍는 것은 역시 '무병'일 것이다. 유병장수는 축복이 아니라 재앙에 가깝다. 그러나 우리 몸은 마음과 달리 매일 노화와 죽음을 향해 날 듯이 질주하고, 현실은 오염된 환경, 잘못된 식습관, 스트레스 등으로 각종 질환에 노출되어 있다. 과학이 빠르게 발달한 덕에 장수는 가능해졌는데 무병장수할 수 있는가는 다른 문제다.

노화란 무엇인가? 노화는 체내의 세포와 조직기관이 형태구조와 생리 기능 방면에서 점진적으로 쇠퇴해 사망으로 이어지는 자연현상이다. 이는 지극히 당연한 보편적 자연 규율이라 할 수 있다. 그러나 죽음은 사람의 의지대로 되는 것이 아니며, 절대 다수는 질병으로 사망한다. 진정한 '자연 노화로 사망하는' 사람은 극소수에 불과하다.

만약 사람이 스스로 체내의 3대 시스템, 즉 신경계, 면역, 내분비를 정상적으로 조정할 수만 있다면 각종 질병을 통제해서 노화

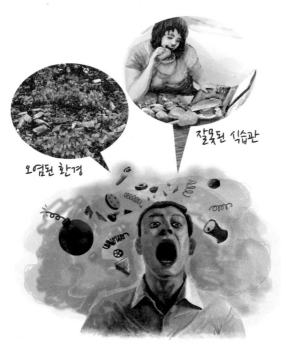

잘못된 식습관

오염된 환경

과도한 스트레스

를 늦추고 무병한 상태로 백세를 누리다가 자연스레 삶을 마무리 할 수 있을 것이다. 물론 쉬운 일이 아니다. 이런 까닭에 무병장수 하다가 '자연 노화로 인한 사망'을 맞는 것은 노력한 사람만이 누릴 수 있는 특권이다. 나는 이 특권을 누릴 수 있는 가장 효과적이고 성공적인 방법이 바로 자연건강법이라고 생각한다.

동서고금의 지혜, 자연건강법

이른바 양생(養生)이란 몸을 튼튼하게 하고 병이 생기지 않도록 해서 '건강하게 오래 살기 위한 노력'을 일컫는 말이다. 동서고금을 막론하고 인류는 줄곧 '양생의 지혜'를 연구해왔다. 아주 오래전부터 생명과 건강을 지키고 유지하기 위해 음식, 운동, 정서, 성생활 등 각종 생활 준칙을 스스로 만들어 엄격하게 지키는 등 온갖 노력을 다했다.

동양에서는 일찍부터 '약을 퍼부을 만큼 마셔도 좋은 음식에 미치지 못한다'는 의식이 강해 약식동원(藥食同源)을 주창해왔다. 《사기(史記)》에 따르면 상고시대 중국의 전설 속 임금이 기공(氣功)을 바탕으로 하는 양생술을 했으며, 《황제내경(黃帝內經)》의 〈소문(素問)〉에도 양생에 관한 내용이 자세하게 기록되어 있다. 노자(老子)와 장자(莊子) 역시 섭생(攝生)을 통한 양생의 중요성을 강조했다.

우리나라의 경우, 통일신라 시대부터 각종 약용 죽, 탕, 찜, 구이, 차 등 고유의 양생 음식을 개발하고 먹었다는 기록이 있다. 건강한 삶에 대한 추구는 서양에서도 다를 바 없었다. 고대 그리스에서는 일찌감치 알로에와 허브를 이용한 건강 요리를 만들어 먹었다. 영국의 유명한 철학자 프랜시스 베이컨(Francis Bacon)은 '건강 관리에 관하여(Of Regiment of Health)'라는 글을 써서 자신만의 건강 관리 철학을 소개하기도 했다.

시대와 지역에 따라 양생의 방법은 다르지만, 하나의 공통점이 있다. 바로 인체는 자연의 산물이므로 가장 천연의 상태에 가까울 때 비로소 건강하게 살 수 있음을 강조한 것이다. 고대의 전통적인 양생을 지금 시대에 '자연건강법'이라고 부르는 것도 바로 이런 이유에서다.

◆ 사람은 몸 안에 100명의 명의를 가지고 태어난다

인체는 기본적으로 음식물을 흡수해서 소화하고, 영양분을 합성하고 신진대사를 하며, 각종 병원균이나 바이러스의 감염에 저항하는 원초적이며 자연적인 기능이 있다. 또 상처가 생기면 스스로 살을 채워 아물게 하고, 체내의 노폐물을 스스로 제거하며, 주어진 환경에 적응한다. 즉 인체 자체에 일종의 생존을 위한 회복과 완화, 다시 말해 '치유의 본능'이 존재한다는 이야기다. 이러한 본능은 인류가 오랜 기간에 걸쳐 자연환경에 적응하고 살아오면서 점진적으로 형성된 것으로 인위적으로 짧은 시간에 얻을 수 있는 것이 아니다.

치유의 본능은 모든 자연현상이 그러하듯 작동해서 효과를 보는 데까지 어느 정도의 시간이 걸린다. 외부 침입에 저항하고 싸워서 상처가 아물고 기능을 회복하려면 일정한 시간이 필요한데, 이 시간과 그만큼의 고통을 조금이라도 줄여보고자 등장한 것이 바로 의학이다. 즉 전후 관계를 따져 보면 치유가 먼저고, 의학이 나중이 된다.

치유의 본능을 깨워라

서양 의학의 선구자인 히포크라테스(Hippocrates)는 "사람은 몸 안에 100명의 명의를 갖고 태어난다."라고 말했다. 고대 의학을 집대성한 인물인 그 역시 치유의 본능을 인지하고, 의학은 그 본능을 돕는 역할을 해야 한다고 생각했음이 틀림없다. 그런데 어느 순간부터 인류는 자신의 건강과 생명을 지키는 데 자연적인 치유의 본능이 아닌 의료와 약물, 의사에게 과도하게 의존하기 시작했다.

살기 바쁘고 지금 당장 아프니 나중에야 어찌 되든 빨리 증상을 멈추기 위해서 약을 먹고 주사를 맞는 식이다. 설사는 몸 안에 들어온 독소를 밖으로 내보내기 위한 과정인데 냉큼 지사제를 먹고, 발열은 몸에 들어온 나쁜 세균을 박멸하는 과정인데 얼른 해열제를 먹어서 내 몸의 자연적인 치유의 본능을 스스로 방해한다. 어렸을 때부터 이런 일이 반복되니 당연히 치유의 본능이 약화할 수밖에 없다.

이 대목에서 오해하는 독자가 없기를 바란다. 인체에 치유의 본능이 있으니 병이 나도 낫겠거니 하고 막무가내로 고통을 참으며 방치하라는 이야기가 아니다. 기본 건강이 받쳐주지 않는 사람은 애초에 치유의 본능이 활성화하지 않는다. 그래서 우리는 큰 병이 찾아오기 전에 미리 자기 몸에 있는 치유의 본능을 활성화하고 강화해 두어야 한다. 독소와 균이 몸 안에 퍼진 후에는 이미 늦었다. 진정으로 건강한 사람은 평소에 다져 둔 강한 치유의 본능으로 유해한 것들이 몸에 들어오는 때에 적시를 놓치지 않고 빠르게 몰아낸다.

그동안 우리는 자연적으로 지니고 태어난 치유의 본능을 망각하고 무시해왔다. 무엇보다 소중한 능력일진대 홀대하고서는, 일이 터진 후에야 부랴부랴 화학약품을 몸에 집어넣어 급한 불부터 끄려고 한다. 지금이라도 더 늦기 전에 조물주가 주신 소중한 능력을 아끼고 더 크고 강하게 키워야 한다.

◆ 치유의 본능이 곧 건강의 열쇠

《황제내경》에 '불치이병, 치미병(不治已病, 治未病)'이라는 말이 있다. 이미 병이 된 것을 치료하는 것보다 미리 예방해서 건강을 유지하라는 의미다. 인간은 항상 병이 날 수 있다. 지금은 복잡한 환경 요소를 다 알고 일일이 통제하기 어려운 시대이고, 불로장생을 꿈꾼 진시황(秦始皇)처럼 자연스러운 노화의 과정을 억지로 거부할 수도 없다. 그렇지만 병으로 발전하기 전에 양생, 즉 섭생과 수양으로 다스린다면 좀 더 오래 젊음을 유지하고 죽는 날까지 건강하게 살 수 있지 않을까?

예방의 중요성을 강조한 '치미병'은 이제 동양을 넘어, 서구 사회에서도 주목받고 있다. 한때 육식과 정크푸드로 가득했던 유럽과 미국 사회를 강타한 채식, 단식 열풍이 그 대표적인 예다. 점점 더 많은 사람이 인체를 자연 상태로 돌려 더 건강한 삶을 누리는 가치를 추구하고 있다. 엄격한 채식이나 단식이 아니어도 단순히 신선한 공기를 마시거나 유기농 식재료를 사용하는 것, 술이나 담배 같은 나쁜 생활 습관을 개선하는 것 역시 같은 맥락이라 할 수 있다.

앞서 설명한 '치유의 본능'은 쉽게 말해 '면역력'이고, '치미병'은 '면역력 강화'라고 할 수 있다. 똑같이 상한 음식을 먹어도 면역력이 강한 사람은 그저 설사 한 번으로 그치지만, 면역력이 약한 사람은 고열을 동반한 장염을 앓는다. 또 면역력이 강하면 감기 바이러스가 침투해도 우리 몸의 면역계가 보기 좋게 퇴치해 감기에 걸리지 않는다. 면역력이야말로 건강의 기본이고 열쇠이니 면역력을 높이는 일은 무엇보다 중요한 건강법이다.

◆ 자연건강법이어야 하는 이유

양생, 즉 자연건강법에 관심이 있든 없든 면역력 강화의 중요성에 이의를 제기하는 사람은 없을 것이다. 그래서인지 요즘 각종 건강식품의 화두는 거의 모두 면역력이다. 그 상품만 먹으면 뚝딱 면역력이 높아져 어떠한 병원균과 바이러스도 전부 이겨낼 것만 같다. 정말 그럴까?

내 생각은 조금 다르다. 대부분의 사람들이 면역력이 약화한 이유는 바로 몸속에 인공적인 화학 물질이 침투했기 때문이다. 사람의 몸은 일종의 생물화학 환경인데 인공적인 이물질이 들어오니 제대로 작용하기 어려워 본래의 임무인 신진대사와 노폐물 배출을 완수하지 못한다. 인공적인 화학 물질이 체내의 생물화학 환경에 침투해서 일으키는 반응의 강도는 원자탄 폭발과 같다고 한다.

몸의 자연적인 기능을 활성화하겠다고 역시 화학 물질의 일종인 건강보조제 등 각종 약품을 복용하는 것은 단언컨대 어불성설이다. 아무리 천연 그대로 만들었다고 광고해도 나 스스로 하는 자연건강법만 하겠는가? 이것이 바로 내가 시중에 나와 있는 각종 대량 상품화한 건강식품을 미덥지 않게 생각하는 이유다. 진정으로 내 몸을 자연 그대로의 상태로 돌리고, 치유의 본능을 일깨워 면역력을 강화하려면 방법은 '노 케미컬(NO Chemical)', 즉 '자연건강법' 뿐이다.

꾸준해야 건강하다

물론 모든 것은 제대로 공부하고 합리적인 방식으로 했을 때 가장 큰 효과를 볼 수 있다. 뭐든지 극단적인 것은 상황을 더 안 좋게 만들 수 있으니 스스로 자기 몸의 소리를 듣고, 변화를 보면서 신중히 해야 한다.

모든 자연현상이 그러하듯 자연건강법은 길게 시간을 두고 천천히 꾸준히 해야 그 효과가 크다. 며칠 해보고 '에이! 별로 좋지도 않네!'라며 포기하는 사람은 자연건강법이 아니라 뭘 해도 좋은 결과를 얻기 어렵다. 그래서 나는 주변에 나의 자연건강법을 알려줄 때도 일종의 '생활 습관'으로 만들지 못하면 아무 의미가 없다고 누누이 말한다. 하지만 그게 그렇게 어려운 일인지, 습관화 하는 사람이 그리 많지 않고 대부분 중도에 포기한다. 물론 습관을 들여 꾸준히 실천하는 사람은 만족스러운 효과를 얻는다.

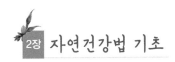

2장 자연건강법 기초

　자연건강법의 기초는 소식(素食)과 채식, 그리고 마음가짐이다. 간단하고 당연한 말처럼 보이지만 안타깝게도 실제로 실천하는 사람은 그리 많지 않다. 하더라도 꾸준히 하지 못하고 들쭉날쭉하니 효과가 클 리 만무하다. 자연건강법은 말 그대로 몸을 자연 상태의 그것으로 돌리는 것인데 알다시피 자연이란 변화가 느리다.

　자연건강법으로 효과를 보려면 느긋하고 긍정적인 마음가짐이 꼭 필요하며, 언행을 모두 자연 친화적으로 하는 것이 중요하다. 이 장에서 소개하는 기초를 꾸준히 하면서 잘 다져두어야만 다음 장에서 소개하는 특별한 자연건강법의 효과를 극대화할 수 있다.

◆ 섭생이 기본이다

　소식(素食)과 채식은 내가 평소에 숨 쉬듯 하는 자연건강법이다. 전작인 《문호리팥죽 이야기》에서도 간단하게 언급했으나 다시 한 번 소개한다.

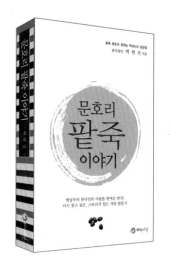

나는 먹기에 유달리 까다롭다. 아주 젊었을 때부터 그랬고, 정치할 때조차 술 한 잔 마시지 않았다. 양평에 문호리팥죽을 창업할 때도 테마는 어김없이 '건강'이었다. 사실 팥죽은 호불호가 명확한 음식 중 하나라서 사업적인 머리로만 계산했다면 아예 다른 아이템을 했거나 뭔가 다른 것과 접목했을 것이다. 하지만 찾아주시는 손님들에게 건강하고 맛있는 음식을 대접하겠다는 생각으로, 그리고 앞으로 대한민국에도 웰빙 바람이 불 거라는 확신으로 주변의 우려를 물리치고 과감하게 팥죽으로만 승부하기로 했다. 몸에 좋은 것은 맛이 별로라는 이상한 선입견을 깨고 싶었기에 엄선한 국산 팥만을 이용해서 정성스럽게 만들고 있다. 나의 이런 마음이 전해졌는지 다행히 많은 분이 찾아주셔서 감사할 따름이다.

약식동원(藥食同源)의 힘

생로병사에서 병을 다스리는 기본은 섭생에 있다. 이미 오래전부터 한의학에서는 약식동원을 기본으로 보았고, 서양 의학의 선구자인 히포크라테스도 "음식으로 치료하지 못하는 병은 의사도 고

칠 수 없다."라고 말했다. 단언컨대 내가 먹은 음식이 내 몸을 만들
며, 지금의 나는 내가 먹은 음식의 결과물이다. 음식이 건강의 기
본이자 핵심인 것이다. 학문이든 기술이든 어떤 분야의 대가라면
늘 '기본에 충실할 것'을 강조한다. 건강한 식재료로 조리를 최소화
하고 적당한 양을 충분히 씹어 삼키면 건강이 나빠질 리 있겠는가?
섭생을 제대로 하지 않으면, 아무리 좋은 영양제를 먹고 운동을 한
다고 한들 공허한 몸부림이요, 무의미한 갈망에 지나지 않는다.

◆ 소식을 습관화하라

우선 알아두어야 할 것은 내가 말하는 소식이 '작을 소(小)'를 쓰
는 소식(小食)이 아니라 '본디 소(素)'를 쓰는 소식(素食)이라는 점이
다. 소식(素食)은 기름지고 가공된 음식을 삼가고 천연재료로 요리
과정을 줄여 질박하게 먹는 것을 의미한다. 즉 고기가 들어가지 않
는 음식, 즉 야채 위주의 소박한 음식이자 정결하고 순수한 식사다.

일본 소설《대망(大望)》에 이런 이야기가 나온다. 장수로 키울
아이의 식사는 된장, 나물에 보리밥 같은 소식(素食)으로 하고,
인질과 포로들에게는 미식(美食)을 제공한다는 것이다. 미식은
몸을 살찌우고 아름답게 할지 모르나 정신을 나약하게 하고, 반
면에 검소하고 소박한 식사는 기백과 강단을 키우기 때문이다.

혹자는 중장년층의 건강비결로 나이 들수록 적게 먹는 것을 든

다. 하지만 나는 나이가 든다고 식사량을 확 줄이고 열량을 제한하기보다는, 검소하게 먹는 편을 지향하는 편이 바람직하다고 생각한다. 한 연구팀이 동물 실험을 해보았더니 열량 제한으로 장수의 효과를 보려면 평소 섭취량의 30%까지 줄여야 하는 것으로 나타났다. 이를 사람에게 적용하기는 비현실적이다. 나이가 들수록 급격한 열량 제한은 허기를 재촉해서 탈진에 이르게 하는 등 오히려 건강에 해로울 수 있다. 이보다 더 중요한 것은 '식사의 질'이다. 에너지 발휘형 식단보다 비타민, 칼슘, 섬유소가 풍부한 채식 위주의 소박한 식단이 좋다.

더도 말고 덜도 말고 적당히

내가 생각하는 소식(素食)은 더도 말고 덜도 말고 적당히, 몸의 근원을 건강하게 하는 식사다. 소식과 채식을 동일하게 보는 견해도 있지만, 몸의 본(本)을 강하게 하는 식사라는 점에 더 의미를 두고자 한다.

음식 맛에 매료되어 숨도 쉬기 어려울 정도로 많이 먹거나, 다이어트를 한다고 무작정 안 먹는 습관이 몸에 이로울 리 없다. 내가 생각하는 최고의 식사법은 채식 위주의 식단을 '더도 말고 덜도 말고 적당히' 먹는 것이다. 자극적인 양념이나 첨가물이 없고, 가공을 최대한 삼가고 질박한 자연식 위주의 식사를 음미하는 것, 이것이 진정한 의미의 건강한 섭생이다.

사람이 먹는 것에 욕심내고 입으로 느끼는 맛을 탐닉하면 몸이 병든다. 예컨대 열량과 당은 넘쳐 흘러도 정작 세포가 그것을 이용하지 못하 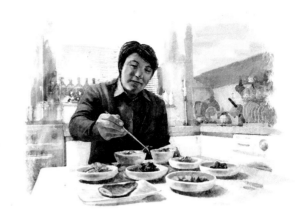 는 현상이 발생하는데 이것이 바로 당뇨병이다.

세포를 건강하게 하고 젊게 유지하는 비결은 꾸준한 소식(素食)에 적당한 운동이 제일이다. 더도 덜도 말고 적당하게 먹는 식사법을 습관으로 들이는 것이야말로 동서고금 무병장수의 비결이다.

◆ 무병장수하려면 채식하라

나는 아주 오래전부터 채식을 습관화했다. 요즘에야 외국은 물론이거니와 한국에서도 채식주의자가 많아졌지만, 내가 처음 채식을 시작할 때만 해도 좀 유난스러워 보인 것도 사실이었다. 하지만 나름의 이유가 있었다. 나의 아버지는 마흔, 형은 마흔다섯 살에 돌아가셨다. 어머니가 혼자 자식들을 키우느라 고생하시는 모습을 보아온 나로서는 건강, 특히 섭생을 철저하게 관리했다. 혼자라면 모를까 한 집안의 가장이 되었으니 끝까지 책임지는 삶을 살고 싶었다. 살아만 있다고 될 일이 아니고, 건강하게 장수하면서 개인적인 꿈도 펼쳐가며 오래도록 식구들과 행복하게 살고자 했다.

내가 하는 채식은 엄밀히 말하면 채식 위주로 기름진 음식을 멀리하는 '채식 지향 밥상'이다. 생선과 두부는 먹는 채식이니 정확히는 '페스코 베지테리언(pesco-vegetarian)'인 셈이다. 채식을 권하면 어떤 분들은 나이 들어서 고기를 먹지 않으면 기력이 부족하다는 말씀을 하신다. 내가 볼 때 이는 일종의 선입견이자 '플라시보 효과'다. 고기를 먹었으니 힘이 난다는 믿음과 기대 탓에 실제로 그러한 효과가 난다고 느끼는 것이다. 과거 먹을 것이 부족할 때야 어쩌다 고기를 먹으면 힘이 불끈 솟았을지 모르지만, 알다시피 지금은 기름진 음식이 넘쳐난다.

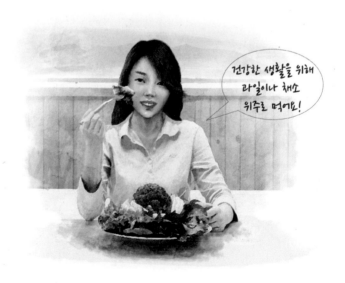

채식과 인지 능력

채식은 몸의 건강뿐 아니라 인지 능력에도 좋은 영향을 미친다. 하버드 공중보건대학원은 1986년에 51세였던 남성 2만 7,842명을 대상으로 20년 이상의 식습관을 반복해서 평가했다. 연구팀은 참가자들에게 4년마다 전년도 음식 섭취량에 대한 설문지를 작성하게 하고, 주관적 인지 기능을 보고 받았다. 그 결과, 중년 이후 채소 및 과일 섭취량이 많을수록 주관적 인지 기능이 떨어질 확률이 낮은 것으로 나타났다고 한다. 하버드 공중보건대학원은 다양한 연구와 조사를 거쳐 건강하고 균형 잡힌 식사를 구성하기 위한 지침을 발표했는데 그 내용은 다음과 같다.

- 매 끼니의 50% 이상을 다양한 종류와 색의 채소와 과일로 섭취할 것(감자는 혈당조절에 도움이 되지 않으므로 주의)

- 매 끼니의 25%는 정제되지 않은 통곡물(현미, 보리, 귀리, 통밀 등)로 섭취할 것

- 매 끼니의 25%는 단백질로 섭취할 것

- 건강한 식물성 기름을 적당량 섭취할 것

- 물이나 차를 충분히 마실 것

- 활동적인 생활을 유지할 것

나는 외식을 해야 하는 일이 있으면 음식을 직접 골라 먹을 수 있는 뷔페를 주로 간다. 내 스타일대로 건강하게 먹을 수 있기 때문이다. 지금은 굳이 육류를 먹지 않아도 영양소를 골고루 섭취할 수 있는 길이 얼마든지 있다. 인지 능력 저하, 암이나 심혈관 질환 등을 예방하기 위해서라도 동물성 식품을 줄이고 항산화제가 많은 과일이나 채소 위주로 식단을 짜야 한다.

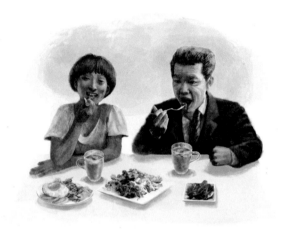

◆ 마음이 편해야 병이 없다

"마음가짐을 편하게 하시고 여유를 가지세요!"

"충분히 휴식하시면서 긍정적이고 낙천적으로 생활하시면 좋습니다."

건강의 비결을 물어오시는 분들에게 이렇게 말씀드리면 다소 맥이 빠지는 듯 실망의 기색이 스치는 것이 눈에 보인다. 그런 거 말고 좀 더 구체적인 방법을 알려주기를 바라시는 것 같지만 사실 휴식과 여유의 마음가짐은 건강한 생활의 기본으로 무엇보다 중요하다.

뻔한 것 같지만 종종 간과하는 건강과 장수의 비결이 바로 마음가짐이다. 산업화 시대를 겪으면서 우리나라 사람들은 너무나 열심히 살았다. 남들 보다 뒤질까 걱정하며 항상 더 일찍, 더 빠르게 움직이려고 했다. 좀 더 휴식하고 여유를 부리면 사치처럼 여겨진 것도 사실이다. 그렇게 해서 성과를 올리고 원하는 바를 이루었을지는 모르나 성격은 날카로워지고 인정은 사라졌다. 이룬 것이 많으면 행복해져야 하는데 어찌 된 일인지 그렇지만도 않다. 과로와 스트레스에 시달리니 나 이외의 다른 사람은 전부 거추장스럽고 인간관계는 피곤하다.

100살까지 장수하는 사람들이 대부분 개방적이고 낙천적인 것은 주지의 사실이다. 이런 사람들은 스트레스를 거의 받지 않아서 선천적으로 건강이 썩 좋지 않아도 큰 질병에 걸리지 않는다. 또 개방적이고 낙천적인 사람은 노화로 생긴 동맥경화가 있어도 심근경색이나 뇌졸중 등의 성인병을 잘 방어한다고 한다. 즉 장수하려면 몸의 건강 외에 성격이 낙천적이고 여유로워야 한다는 것이다. 낙천적으로 살려면 과로를 피하고 충분히 휴식을 취해야 한다.

이카리아 섬의 장수 비결

2008년 작가 댄 뷰트너(Dan Buettner)는 10년 동안 세계 각지를 돌며 장수 지역을 찾고, 그곳 주민들의 라이프 스타일을 연구한 내용을 책으로 펴냈다. 그의 저서 《더 블루존스 솔루션(The Blue Zones Solution)》은 출간과 동시에 베스트셀러에 오르며 큰 인기를 얻었다.

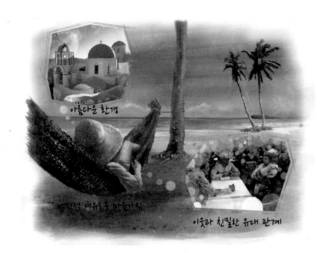

아름다운 환경

편안하고 여유로운 라이프스타일

이웃과 친밀한 유대 관계

이 책에 소개된 세계 5대 장수 지역 중 그리스 이카리아 섬(Icaria)이 특히 큰 주목을 받았다. 면적 256km²의 작은 섬 이카리아의 주민 1만여 명 중 90세 이상 노인 인구의 비율은 미국의 2.5배이고, 평균 수명은 8~10년가량 더 길다고 한다. 전 세계 언론은 이카리아를 '기적의 섬', '죽음을 잊은 섬'으로 소개했다.

뷰트너는 이카리아 주민들의 장수 비결 중 하나로 인간관계를 꼽았다. 그들은 '사생활'이라는 말이 따로 없을 정도로 어린아이부터 노인까지 허물없이 대화를 나누며 이웃과 친밀한 유대 관계를 이어간다. 시간에 쫓기거나 일에 치이는 법도 없어서 보통 오전 11시부터 일을 시작하고 낮잠을 즐기는 등 노동 강도와 시간을 스스로 조절한다고 한다. 이러한 낙천적인 태도와 여유로운 마음가짐이 장수의 비결이었다.

물론 그리스 작은 섬 주민의 라이프 스타일을 대한민국에 사는 우리가 따를 수는 없다. 하지만 적어도 경쟁과 평가, 서열화에 파묻혀 진짜 중요한 건강과 행복을 잊고 사는 것은 아닌지 돌아볼 필요가 있다.

인간은 누구나 무병장수를 꿈꾼다. 그 꿈은 단순한 수명 연장이 아니라, 젊음과 건강이 오래 계속되는 삶이다. 누구나 쉽게 가질 수 있는 것이 값지고 귀중할 리 없다. 무병장수의 꿈은 바란다고 다 되는 일이 아니며 꾸준히 노력하는 사람에게만 가능한 일이다. 그런 삶을 영위하고 싶다면 소식(素食)과 채식 그리고 낙천적인 마음가짐이 꼭 필요하다. (금주와 금연은 너무나 당연한 일이기에 따로 다루지 않았다. 건강에 관심이 많은 독자분들이라면 이미 하고 계시리라 믿는다.) 이 세 가지가 생활 습관으로 자리 잡지 않는다면 아무리 좋은 것을 먹거나 하더라도 효과가 크지 않을 거라고 확신한다.

2부

식물성 유산균 건강법

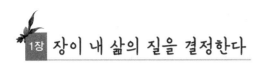

1장 장이 내 삶의 질을 결정한다

　최근 몇 년 사이에 '장 건강'이 핫이슈다. 건강 관련 프로그램에서는 장이 건강해야 오래 산다고 이야기하고, 홈쇼핑에서는 의사인지 쇼호스트인지 헷갈리는 이른바 '닥터테이너'가 전문 지식을 뽐내며 장 건강식품을 판매한다. 신문, 잡지, 인터넷에서도 각종 장 건강법과 장에 좋다는 음식 정보가 난무한다. 그런데 정작 장이 내 몸에서 어떤 역할을 하는지, 왜 그렇게 중요하다고들 하는 건지 정확히 잘 모르는 사람이 많다. 그냥 좋다고 하니까 먹거나 한다는 식이다. 살아온 시간만큼 앞으로 더 써야 하는 내 몸에 관한 일인데 그래서야 되겠는가? 공부하고 탐구해서 넘쳐나는 정보 속에서 진정한 옥석을 가릴 줄 알아야 한다.

◆ 우리는 두 개의 뇌를 가지고 있다

　'두 번째 뇌'에 대해 들어본 적 있는가? 최근의 많은 연구에 따르면 우리 몸에는 사실 두 개의 뇌가 존재한다. 하나는 머리에 있는 뇌, 즉 '두뇌(頭腦)'이고, 다른 하나는 배 안에 있는 뇌, 즉 '복뇌(腹腦)'다.

학자들은 사람이 머리에 있는 뇌(두뇌)와 배 안에 있는 뇌(복뇌)의 영향을 받으며 살아간다고 결론 내렸다.

이 두 개의 뇌는 마치 쌍둥이처럼 서로 영향을 주고받으면서 하나가 뭔가 불편함을 느끼면 다른 하나도 그에 상응하는 반응을 한다. 기본적으로 두뇌와 복뇌는 작동 원리가 같으며 독립적으로 신호를 감지하고 접수한다. 또 서로 정보를 주고받고, 각자의 방식으로 좋거나 싫다는 반응을 보인다.

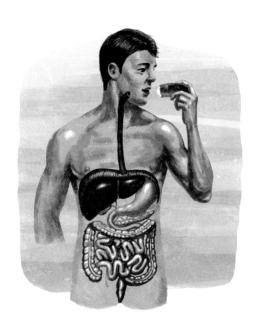

제2의 뇌, 장

'두 번째 뇌, 복뇌'에 관한 이론을 가장 먼저 제시한 사람은 미국 컬럼비아 대학의 신경생물학자이자 현대 신경위장관학의 대부로 통하는 마이클 거숀(Michael D. Gershon)이다. 그는 저서《제

2의 뇌(The Second Brain)》에서 우리의 배 안에 있는 두 번째 뇌가 음식물뿐 아니라 정보, 외부 자극까지 소화해서 그 사람의 건강 상태, 감정, 체형, 피부, 성격, 심지어 질병과 수명까지 결정한다고 주장했다.

복뇌는 더 정확하게 말해서 '장내 신경 시스템'을 의미한다. 실제 장에는 '장 신경계(enteric nervous system)'라고 불리는 자체 신경계가 존재해 위장관계의 기능을 주관한다. 장 신경계는 약 5억여 개의 신경세포(뉴런)로 구성되었는데 이는 뇌에 있는 신경세포의 약 200분의 1에 해당한다. 약 1억 개의 뉴런으로 구성된 척수보다 다섯 배나 많은 수치다. 위장관계의 내벽 안에 박혀 있는 장 신경계는 식도부터 시작해서 항문에 이르기까지 광범위하게 분포하고 있다.

이러한 장 신경계는 뇌의 지시 없이 스스로 독립적이고 자율적인 기능을 수행해서 직접 각종 신호를 감지하고 접수하며 반응을 내놓는다. 심지어 두뇌와 똑같이 지적 활동을 하기도 한다. 이처럼 장은 자주적인 신경계를 이용해서 그 사람의 감정과 수면의 질까지 영향을 미친다.

장이 건강해야 치매 없이 장수한다

장 건강의 중요성은 소화 면역을 넘어 이제 뇌와 정신 건강의 영역까지 확대되고 있다. 장이 건강하면 뇌와 정신이 건강하고 치매에 안 걸린다는 말은 얼핏 수긍하기 어렵지만 최근 이 이론을 뒷받침하는 여러 연구 결과가 나오고 있다. '장-뇌 연결축(Gut-Brain Axis) 이론'에 따르면 장에 존재하는 미생물이 뇌와 장을 연결하는 신호전달 임무를 수행해 영향을 미친다. 스트레스를 받았을 때 소화 장애가 생기고, 체했을 때 머리가 아픈 것도 장-뇌 연결축 이론을 설명할 수 있다.

미국 UCLA의 연구에 따르면, 장 신경계가 만들어내는 도파민 (dopamine)의 양은 두뇌가 만들어내는 양과 거의 같다고 한다. '행복 호르몬'이라고 불리는 도파민이 부족하면 의욕 저하, 무기력증, 피로감 등을 느끼고 근육 경직과 손 떨림, 동작이 둔해지는 증상들이 나타난다. 도파민 부족은 파킨슨병의 원인 중 하나이기도 하다. 장 신경계는 세로토닌(serotonin)도 만들어낸다. 감정을 조절해 평상심을 유지하게 도와주는 신경전달물질인 세로토닌은 무려 95%가 장 신경계에서 만들어지고, 단 5%만이 두뇌에서 분비된다고 한다. 뇌를 제외하고 세로토닌이 발견된 것은 장이 유일하다. 세로토닌이 장과 뇌가 서로 소통하도록 이어주는 매개 물질로 지목된 것도 이 때문이다.

2019년 1월, 일본 국립장수의료연구센터는 장내 미생물과 치매의 연관성을 분석한 연구결과를 발표했다. 건망증으로 진료 받은 남녀 128명(평균연령 74세)을 대상으로 대변 속 세균의 DNA와 장내 세균총의 구성을 분석한 결과, 치매 환자의 장에는 '박테로이데스(bacteroides)'라는 균이 정상 환자보다 현저히 적은 것으로 나타났다. 박테로이데스는 독성물질을 분해하는 인체에 이로운 균이다. 연구센터는 이것이 장내 세균이 치매 예방의 도구가 될 수 있음을 시사한다고 밝혔다. 이외에 장내 균총 변화가 인지력에 영향을 미친다는 연구결과도 있다. 알츠하이머 진단을 받은 60~95세 노인 60명을 대상으로 유산균을 함유한 우유를 1일 200㎖씩, 총 12주간 섭취하도록 한 결과, 유산균을 섭취한 대상자는 인지기능이 27.9% 향상한 반면, 섭취하지 않은 대상자는 5.03% 감소했다고 한다.

이처럼 장은 독립적으로 활동하며 호르몬을 생산하고 신경전달물질을 생산해서 감정을 조절하는 생리 기능에 관여한다. 또 두뇌의 사고 기능에까지 관여해서 기억력 및 학습에 영향을 미치기도 한다. 지금도 다양한 연구 결과가 복뇌, 즉 장 신경계와 두뇌와 쌍둥이처럼 기능함을 증명하고 있다. 마이클 거숀은 "우리 몸은 두뇌와 복뇌가 함께 작용해야 한다. 그렇지 않으면 뱃속에서는 대혼란이, 머릿속에서는 대참사가 발생한다."라고 강조했다. 우리가 장 건강을 지켜야 하는 이유는 단순히 변비를 없애고, 살을 빼기 위해서가 아니다. 장이 심신의 건강에 두루 관여하고 치매 등 뇌 질환과 연관되었으며 심지어 나의 수명까지 결정하기 때문이다. 혹시 자신이 이렇게 중요한 기관인 장을 너무 혹사했던 것은 아닌지 생각해보자. 이제 장의 목소리에 귀를 기울이고, 장을 보호하고 소중히 아껴야 할 때다.

◆ 진짜 장을 만나다

장(腸, intestine)은 소화기관 중에서 위로부터 이어지는 가늘고 긴 관으로 크게 소장과 대장으로 나눈다. 소장은 다시 십이지장과 공장, 회장으로 구별되고, 대장은 맹장, 결장, 직장, 항문관으로 나뉜다. 각 부분은 모두 주어진 임무를 다해서 체내로 들어온 음식물을 소화하고, 영양분을 흡수하며, 필요 없는 찌꺼기는 체외로 내보내는 일을 한다. 여기까지는 누구나 아는 내용이다. 여기에서는 어렴풋이 알고 있던 장의 기능과 역할을 A부터 Z까지 속속들이 알아본다.

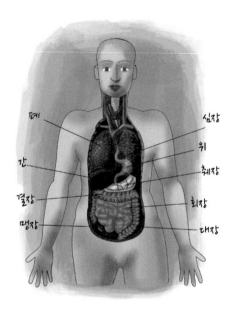

내 몸의 주유소

우리 몸이 자동차라면 장은 주유소다. 기름을 넣어 자동차를 달리게 하듯, 장은 우리 몸에 에너지를 보충해서 움직일 수 있게 해준다. 사람이 평생 살면서 섭취하는 음식은 약 70톤으로 체중의 약

1,000배라고 한다. 이렇게 많은 음식물이 모두 장에서 분해되어 처리되며, 그중 약 99%의 영양물질이 장에서 흡수된다.

영양물질이 소화기관의 벽을 통해 순환기관으로 들어가는 과정을 '흡수'라고 한다. 입에서 시작해서 항문으로 끝나는 각 소화기관의 영양물질 흡수 능력은 전부 다르다. 입과 식도는 흡수 기능이 없고, 위는 소량의 수분과 무기염만 흡수한다. 진정한 흡수는 장, 즉 소장과 대장에서 이루어진다. 구체적으로 말하자면 소장은 무기염과 포도당, 비타민, 아미노산, 글리세린, 지방산, 수분을, 그리고 대장은 소량의 수분, 무기염, 비타민 등을 흡수한다.

장에서 모세혈관으로 흡수된 영양소는 간을 거치며 그중 포도당을 일부 저장한 후, 심장으로 간다. 또 림프관으로 흡수된 영양소는 가슴관이라는 더 커다란 림프관으로 간 후, 심장으로 들어가는 혈관을 통해 심장으로 보내진다. 다시 말해, 어느 쪽으로 흡수되든 우리 몸의 주요 기관으로 가서 에너지를 더해주는 방식이다.

내 몸의 하수 처리장

장은 체내의 더럽고 힘든 일을 모두 담당한다. 소화와 흡수의 과정을 모두 거치고 남은 찌꺼기는 결장으로 간다. 여기에서 수분을 말끔히 뺀 후에 남은 최종 찌꺼기는 약 1~4일에 걸쳐 항문을 통해 배출된다. 사람은 평생 약 4톤에 달하는 똥을 배출하는데, 그중 3분의 1이 장내 미생물이라고 한다. 이처럼 장은 단순히 소화와 흡수의 기능뿐 아니라 유해균과 독소 등을 말끔히 쓸어 내버리는 '하수 처리장'의 역할을 한다. 연구에 따르면 체내 독소의 80% 이상이 장을 통해 배출된다고 한다.

내 건강의 최전선

체내 면역세포와 면역글로불린A의 각 70% 이상이 장에 있으며, 95% 이상의 감염병이 장과 관련 있다고 한다. 우리가 섭취하는 음식물 속에 있는 독소, 병원균, 각종 유해물질 등은 체내에 들어온 후에 소장에서 가장 먼저 분류, 처리된다. 그래서 장을 외부 침입자에 저항하는 '제1 방어선'이자 '면역의 최전선'이라 하는 것이다. 소장의 표면적은 거의 테니스 코트 하나의 넓이에 육박하며, 강력한 점막 면역시스템으로 구성되어 '적들이' 통과하기가 여간 어렵지 않다.

장은 인체의 중요한 면역기관으로 해로운 요소를 억제하는 '보안요원'으로서의 역할을 담당한다. 장이 건강해야 몸이 강한 '방어 기능'을 갖추며, 외부에서 들어온 각종 독소와 병원균을 효과적으로 처치할 수 있다.

이렇듯 장은 우리 몸의 주유소이자, 하수 처리장이요, 건강의 최전선이다. 장이 건강하지 않으면 영양물질의 흡수가 더디고, 독소가 제때 배출되지 못해서 혈액을 따라 다니며 체내 각 기관에 나쁜 영향을 미친다. 또 면역력이 저하되어 다른 사람보다 쉽게 감기에 걸리고, 각종 감염병에 걸리기 쉽다. 없던 알레르기성 질병(천식, 비염 등)이나 자기 면역성 질환(류머티즘, 만성 신장염 등)에 걸릴 확률까지 높아진다. 이런 이유로 장 건강이 '진짜 건강'이라고 하는 것이다.

◆ 우리는 장 속 미생물과 함께 산다

장은 체내에서 가장 커다란 '미생물 서식지'다. 종류만도 수천 가지를 넘고 보통 100조, 많게는 400조 개에 이르는 미생물이 그곳에서 '기거'하고 있다. 무게는 1.5~2kg에 달하며, 죽 나열하면 지구를 두 바퀴 반이나 돌 수 있다고 한다. 장내 미생물은 크게 유익균, 유해균, 중간균의 세 종류로 나눌 수 있다.

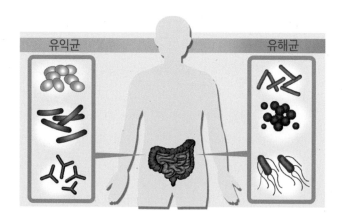

유익균

유익균은 장 속에 살며 건강에 이로운 작용을 하는 미생물을 가리킨다. 약 500여 종에 달하며 그중에서 가장 중요하고 큰 비중을 차지하는 것이 유산균이다. 유익균은 인체에 필수불가결한 존재로 장에서 각종 비타민을 합성하고, 음식물 소화, 장 운동 촉진, 병원균 생장 억제, 유해 물질 분해 등의 역할을 한다. 그 구체적인 기능은 다음과 같다.

- 수분을 흡수하고 장 운동을 촉진해 배변을 원활하게 한다.
- 콜레스테롤과 혈액 지질 합성을 억제한다.
- 비타민 합성과 흡수를 촉진한다.
- 체내에 들어온 각종 유해 물질을 신속하게 배출한다.
- 칼슘, 철, 비타민D의 흡수를 촉진한다.
- 면역력을 증강한다.
- 병원균의 침공을 막는다.

이외에도 장내 유익균은 당뇨병, 고혈압, 고지혈 등의 증상을 완화하는 데 영향을 미친다. 유익균은 유해균과 미묘한 균형을 이뤄 공생관계를 형성하면서 우리의 건강을 지켜주는 고마운 미생물이다.

유해균

유해균은 인체에 해롭게 작용하며 병을 유발하는 미생물을 일컫는다. 장 속에 유해균이 많아지면 면역계에 이상이 발생하고, 알레르기나 염증 등이 유발될 수 있다. 현대인에게 흔히 발생하는 설사나 장염 역시 장내 유해균이 많아진 탓이다. 유해균은 구체적으로 다음과 같이 작용한다.

- 배변이 어렵고, 숙변이 생긴다.
- 장 운동이 너무 빨라지거나, 너무 느려진다.
- 노화와 암을 비롯한 각종 질환을 일으키는 유해물질을 생성한다.
- 유해물질의 흡수를 촉진한다.
- 면역 체계를 무너뜨려 병원균의 침입을 쉽게 한다.

'수소이온지수'인 pH(페하)는 산성과 알칼리성의 정도를 수치로 표현한 것이다. 일반적으로 pH가 0~6.5이면 산성, pH가 6.5~7.5이면 중성, pH가 7.5~14이면 알칼리성이다. 우리 몸의 pH는 부위마다 다르다. 외부로부터 세균이 침투하기 쉬운 장이나 여성의 질은 산성이며, 혈액이나 땀은 중성이다. 외부에 노출된 피부는 약산성이다.

우리의 장은 세균을 죽이기 위해 비교적 높은 산성을 유지해야 한다. 장내 환경이 알칼리화하면 각종 유해물질과 독소가 생장, 증식하기 좋은 환경이 된다. 그러면 유해균 빠르게 증식해 독소를 많이 만들어내고, 이 독소는 혈액으로 들어가 전신을 돌면서 각 조직과 기관을 마구 공격해 기능을 약화시킨다. 장내 유해균이 많아지면 이런저런 이상 반응이 일어나는 까닭이 바로 이 때문이다. 빠른 노화, 과민성 대장증후군, 궤양성 대장염, 암 등의 현상 및 질병이 결국 유해균의 과도한 증식으로 발생하는 것이다.

중간균

중간균은 유익하지도 유해하지도 않은 미생물이다. 하지만 이들은 장 안에서 더 유력한 편을 돕는 성질이 있다. 즉 유익균의 힘이 세지면 유익균을 도와 몸에 이로운 작용을 하고, 유해균의 힘이 세지면 유해균을 따라 건강을 해친다. 그러므로 장 속 환경을 우리 몸에 유리한 상태로 만들려면 반드시 유익균을 늘려 중간균을 끌어들여야 한다.

◆ 미생물의 전쟁

우리는 느끼지 못하지만 지금 이 순간에도 장 속에서 '미생물의 전쟁'이 벌어지고 있다. 장 속에 있는 유익균과 유해균은 서로 더

우세하기 위해 한시도 쉬지 않고 끊임없이 싸우며 투쟁한다.

태어난 지 얼마 되지 않은 영아들은 장내 유익균 비율이 99%에 달한다. 하지만 점점 줄어들어 청소년 시기에 40% 정도가 되고, 중년이 되면 10%까지 떨어져서 이런저런 병증이 시작된다. 더 시간이 흘러 60세 이상이 되면 장내 유익균이 1~5%에 불과해져 중한 병이 자주 발생하는 것이다.

유익균이 줄고 유해균이 늘어나서 장내 미생물의 균형이 깨지면 장 점막이 손상되어 세포 사이에 틈이 생긴다. 그 틈을 통해 소화가 안 된 음식물, 유해 세균, 장내 독소 등이 새어나가 혈액을 타고 온몸을 돌아다니며 염증을 유발하는데, 이를 장누수 증후군(leaky gut)이라고 한다.

배에 가스가 차거나 더부룩한 느낌이 있고 때로 복통이 있는 사람, 변비나 설사를 하는 사람, 특정 음식에 알레르기 질환이 있거나 먹으면 컨디션이 나빠지는 사람, 비염이나 천식이 있는 사람, 피부에 잦은 염증(건선, 아토피, 지루염 등) 반응이 있는 사람은 장누수 증후군을 의심할 수 있다. 더 큰 문제는 장누수증후군이 신체 질병뿐 아니라 만성피로, 우울증, 불면증 등을 일으킬 수도 있다는 사실이다.

주의해야 할 것은 장 속에 유해균을 완전히 없애서 유익균만 남기라는 이야기가 아니라는 점이다. 유익균, 유해균, 중간균의 장내 황금비율은 '2.5:1.5:6'이다. 중간균은 더 힘이 센 쪽을 도우므로 결국, 유익균 85%, 유해균 15%일 때가 최적이라 할 수 있다. 원인을 알아야 해결책을 찾는 법, 이제 장내 미생물의 불균형을 만드는 원인을 알아보자.

● 식생활

장내 미생물 비율에 가장 큰 영향을 미치는 것은 바로 우리가 먹는 음식이다. 육류 위주의 고지방, 고열량 음식을 즐겨 먹으면 유해균이 많아지고 유익균이 줄어들어 체내에 독소가 많이 분비된다. 조사에 따르면 비만한 사람의 80%가 변비를 경험했거나 진행 중이고, 이들은 대부분 섬유질 섭취가 부족했다. 채소와 과일을 너무 적게 먹으면 영양 섭취에 불균형이 발생하고, 이는 곧 장내 미생물 불균형으로 이어진다. 이외에 불규칙한 식사, 과식과 폭식, 빨리 먹는 식습관 등은 모두 좋지 않다. 모든 병은 입에서부터 시작된다는 말이 있다. 내가 먹은 것이 곧 나를 만드는 법이니 반드시 식생활에 주의를 기울여야 한다.

● 항생제 남용

현대인의 장 건강을 해치는 가장 큰 원인으로 항생제 남용이 꼽히고 있다. 항생제는 반세기 이상의 긴 세월 동안 병원균 감염을 치료하는 데 널리 사용되었다. 하지만 항생제는 병원균뿐 아니라 장내 유익균까지 파괴하는 문제점이 있다. 또 항생제로 인한 장내 미생물의 피해는 수년이 지나도 쉽게 회복되지 않으며 고혈압, 당뇨, 아토피 등 만성 질환으로 이어질 수 있다.

● 나이 변화

나이가 들면 장내 미생물의 비율에도 변화가 발생한다. 예컨대 유익균인 비피더스균은 줄어들고, 유해균인 클로스트리디움 퍼프린젠스(clostridium perfringens)는 늘어나는 식이다. 비피더스균이 줄어들면 면역 기능이 약화하고, 클로스트리디움 퍼프린젠스는 면역 기능을 억제한다. 이러니 면역 체계가 제대로 작동할 리 없다. 그러므로 건강을 자신하지 말고, 젊었을 때부터 장내 미생물의 균형을 잘 유지해야 노인이 되어서도 면역 기능을 보호할 수 있다.

이외에도 장내 미생물에 영향을 미치는 요소는 무척 다양하다. 몸 자체의 변화(장의 알칼리화, 운동성 약화, 장 점액 분비, 장 표피 이상 등), 환경적 요소(스트레스, 불규칙한 생활, 운동 부족 등), 미생물 성질 변화(번식 능력, 영양 수요, 항 소화 효소력 변화 등), 미생물 간 상호 작용(상호 제어, 협동 등)이 모두 장내 미생물의 비율에 영향을 미친다.

◆ 장 나이가 어떻게 되십니까?

사람이 나이가 들면 자연스럽게 몸도 늙는다. 피부가 주름지고, 사지에 힘이 예전만 못하고, 두뇌 회전이 느려진다. 물론 장도 사람이 나이를 먹고 늙어감에 따라 같이 노화하며 재생능력을 서서히 잃는다. 문제는 주객이 전도된 양, 장의 노화가 몸 전체의 노화보다 훨씬 앞서가는 상황이다.

이른바 '장 나이'는 장내 미생물의 균형 정도를 가리키는 말로 '유익균의 비율'을 근거로 판단한다. 유익균이 많을수록 장 나이가 젊다고 할 수 있다. 장 나이는 장의 노화 상태뿐 아니라 각종 현대병의 발병률을 예측하는 기준이 된다.

전문가들은 장 나이가 그 사람의 몸 전체 건강과 밀접한 관계가 있다고 생각한다. 장내 환경을 잘 관리해서 장을 상대적으로 젊게 유지한 사람만이 몸의 노화를 늦출 수 있다. 다음은 자신의 장 나이를 측정하는 척도로 해당하는 것의 개수에 따라 장 나이가 결정된다.

최근 의학계는 생리 나이, 심리 나이와 함께 세 번째 나이인 '장 나이'라는 개념에 주목한다. 장담컨대 대부분 현대인은 실제 나이와 장 나이가 같지 않으며, 그 차이는 각자의 생활 습관과 체질이 만들어내는 것이다. 놀랍게도 70% 이상의 사람이 장 나이가 실제 나이보다 10~30살 많다고 한다.

✓ 장 나이 체크리스트

- ☐ 아침을 먹지 않는 날이 많다.
- ☐ 아침 식사 시간이 너무 짧고 급하다.
- ☐ 평소 식사 시간이 불규칙하다.
- ☐ 채소와 과일 섭취량이 적은 편이다.
- ☐ 육류를 좋아한다.
- ☐ 우유 등 유제품을 좋아하지 않는다.
- ☐ 당 함량이 높은 차가운 음료수를 즐겨 마신다.
- ☐ 잡곡을 좋아하지 않는다.
- ☐ 야식을 자주 먹는다.
- ☐ 힘을 쓰지 않으면 배변이 어렵다.
- ☐ 잔변감이 있다.
- ☐ 대변이 너무 딱딱해서 배출하기 어렵다.
- ☐ 대변이 작은 덩어리로 나온다.
- ☐ 가끔 대변이 너무 무르거나 설사를 한다.
- ☐ 대변의 색이 짙어졌다.
- ☐ 대변에서 악취가 난다.
- ☐ 배변 시간이 일정하지 않다.
- ☐ 자주 흡연한다.
- ☐ 낯빛이 좋지 않고, 나이 보다 늙어 보인다.
- ☐ 피부가 거칠고 뾰루지가 잘 나는 편이다.
- ☐ 운동량이 부족한 것 같다.

□ 쉽게 잠이 들지 못하고 자더라도 깊이 자지 못한다.
□ 자주 스트레스를 받는다.
□ 아침에는 항상 바쁘다.
□ 자주 밤을 새우고, 늘 잠이 부족하다.

테스트 결과 확인

1-4개	장 나이=실제 나이+5살 장 건강에 주의해야 할 때다.
5-10개	장 나이=실제 나이+10살 장 노화가 시작되었으니, 식사와 생활 습관에 주의해야 한다.
11-15개	장 나이=실제 나이+20살 장이 이미 노화해 내리막길을 걷는 중 이므로 식사와 생활 습관을 철저하게 관리해야 한다.
16개 이상	장 나이=실제 나이+30살 장 건강이 위험한 상황이다. 전문적인 치료와 관리가 시급하다.

이상의 체크리스트에서 알 수 있듯이 음주, 흡연, 야근, 운동 부족, 스트레스, 과도한 육식 등이 모두 장을 노화시킨다. 장은 두 번째 뇌라고 불릴 정도로 중요한 장기다. '장수(長壽)'하려면 반드시 장 나이, 즉 '장수(腸壽)'에 주의해서 나의 소중한 장이 나보다 먼저 늙지 않도록 해야 한다.

◆ 장이 보내는 신호를 읽어라

평소 우스갯소리로 "부모님 말씀을 듣듯이 몸이 하는 이야기를 들어라!"라고 이야기하곤 한다. 감사하게도 몸은 미리 신호를 보내서 우리가 사전에 변화를 감지할 수 있도록 한다. 다시 말해, 큰 병으로 번지기 전에 약간의 결핍이나 이상이 발생하면 신호를 보내어 알아차리게 한다는 것이다. 만약 처음 보낸 신호를 무시하면 순차적으로 더 강한 신호가 올 것이다. 몸이 보낸 신호를 감지하고 너무 늦기 전에 적절한 대응책을 세워 실행하는 것은 전적으로 우리 몫이다.

장은 두 번째 뇌라고 불릴 정도로 우리 몸에서 중요한 기관이다. 그런데 어찌 된 일인지 장 건강은 늘 위나 간, 신장의 건강보다 뒷전인 경우가 많다. 이는 장이 워낙 '과묵한' 기관이어서 관련 질병이 발생해도 초기에는 별다른 증상이 없기 때문이다.

현대인의 생활방식은 장을 크게 손상하고 있다. 아침에는 좀처럼 잠에서 깨지 못해 일어나자마자 급히 소변만 볼 뿐, 느긋하게 대변을 배출할 시간이 없다. 또 퇴근 후에는 스트레스를 푼다는 명목으로 지인들과 어울려 술과 함께 기름지고 자극적인 음식을 먹는다. 그런데도 일하면서 받은 스트레스가 날로 커지고, 기분은 늘 개운하지 않다. 사실 그동안 장은 끊임없이 신호를 보냈을 것이다. 하지만 현대인이라면 당연한 일이라는 듯 '만성 장 트러블'이라며 가볍게 넘긴다.

만약 지금 다음의 증상들이 계속된다면, 이는 장이 보내는 '적색 경고'나 다름없다. 이때의 장은 이미 손상되었고 고장난 상태이다.

장이 보내는 신호들

1. 심한 구취

위장의 기능이 약화하면, 음식물이 정상적으로 소화되지 않고, 그 찌꺼기가 체외로 배출되지도 못한다. 이런 상황이 길게 계속되면 장내 유해균이 과도하게 번식해서 유해물질이 만들어지고 여기에서 나는 악취가 곧 심한 구취가 된다.

2. 배변 이상

장 기능에 이상이 발생하면 대변이 장내에 오래 정체한다. 그러면 대변이 점점 딱딱하고 건조해지며, 그 바람에 배변 횟수가 더 줄어드는 변비가 생긴다. 변비가 빨리 해결되지 않고 길어지면 더러운 유해물질을 몸에 안고 있는 셈이니 좋을 것이 없다. 변비 해결방법으로 채소와 과일을 많이 먹어서 충분한 수분을 보충하라는 것도 전부 이런 까닭이다. 정상적인 대변은 냄새가 있더라도 심하지 않지만, 건강하지 않은 대변은 악취가 심하다. 이는 장 내벽의 균총이 일으키는 냄새이며, 장 균총의 밸런스가 무너졌음을 의미한다.

3. 독한 방귀

방귀가 잦고 악취가 난다면, 이는 분명히 장에 문제가 발생한 것이니 반드시 주의를 기울여야 한다. 이런 증상이 오래되면 반드시 병원에 가서 검사해야 한다.

4. 잦은 설사

평소에 상한 음식을 먹었거나 감기에 걸렸을 때, 설사가 난다. 하지만 일반적인 정도를 넘어서 설사 횟수가 점점 더 많아지고, 급하게 화장실을 가야 하거나 항문이 편하지 않다면 가볍게 넘기지 않기를 바란다. 또 대변이 형태를 이루지 못하고 물처럼 나오면 이미 장내 유해균이 너무 많아졌다는 의미다. 장내 미생물 비율이 균형을 잃으면 그 틈을 놓치지 않고 대량 증식한 장내 병원균이 장 내벽 표피를 파괴하거나 활성인자와 신경전달물질 등을 감소시켜 장 전체의 기능을 무너뜨린다.

이외에 복부 팽창, 식욕 부진, 어두운 낯빛, 피로, 어지럼증, 건망증, 알레르기 반응 등이 모두 장이 보내는 '적색 경고'다. 장이 보내는 신호를 가벼이 생각하거나 무시한다면 그 대가는 상상하는 수준 이상일 수 있다. 당장 조치를 취해서 건강을 유지해야 한다.

나는 초등학교 2학년 때부터 전국미술대회에 출전했다. 하루는 참가 학생들이 모인 자리에서 교감 선생님은 격려와 훈시 말씀을 마친 후, 뜻밖에도 오늘 대변 안 본 사람 손들어 보라고 하셨다. 그리고 손을 든 몇몇에게 얼른 화장실을 다녀오라고 하셨다. 교감 선생님은 매일 아침 쾌변 습관이 건강을 만들며 지금처럼 중요한 일을 앞두었다면 장을 비워 몸을 가볍게 해야 한다고 말씀하셨다. 그때는 어려 정확히 이해하지 못했으나 지금 생각해보니 53년 전 교감 선생님의 말씀이 정말 훌륭한 지혜였다.

장 건강은 건강과 장수의 전제이자 결정적인 작용을 하는 요소이다. 하지만 안타깝게도 섭생의 중요성이 무시되고 충분한 휴식을 취하지 못하면서 현대인의 장 건강은 점점 위협받고 있다. 다음의 아홉 가지 항목으로 자신의 장 건강을 간단히 점검해보자.

✓ 장 건강 자가 테스트

1. 식욕이 좋은 편입니까?

   A. 좋다.

   B. 보통이다. 좋을 때도 있고 나쁠 때도 있다.

   C. 좋지 않다.

2. 최근 피부 상태는 어떻습니까?

   A. 건강하다. 윤기가 나고 분홍빛이 돈다.

   B. 보통이다. 얼굴색이 그다지 좋지는 않다.

   C. 나쁘다. 얼굴색이 누렇거나 어둡다. 뾰루지가 자주 나고,
      나이보다 늙어 보인다.

3. 채소와 과일을 좋아합니까?

   A. 좋아한다.

   B. 보통이다. 먹어도 먹지 않아도 그만이다.

   C. 좋아하지 않는다.

4. 식사 후, 기분이 어떻습니까?

   A. 좋다. 기분이 좋아지고 힘이 난다.

   B. 보통이다. 가끔 속이 불편하다.

   C. 좋지 않다. 자주 더부룩하고 배에서 소리가 난다.

5. 구강 건강은 어떤가요?

   A. 좋다. 입안이 개운하고 냄새도 없다.

   B. 보통이다. 가끔 건조하고 구내염이 생긴다.

   C. 나쁘다. 늘 입 냄새가 심하고, 구내염을 달고 산다.

6. 배변 상황은 좋습니까?

    A. 좋다. 매일 같은 시간에 배변하고, 색도 황금색이다.

    B. 보통이다. 규칙적이지 않고, 가끔 변비나 설사 증상이 있다.

    C. 나쁘다. 색이 짙을 때도 있고 옅을 때도 있다. 항상 변비나
       설사를 한다.

7. 신선한 과일을 먹고 나면 어떤가요?

    A. 좋다. 불편한 느낌이 전혀 없다.

    B. 보통이다. 가끔 속이 좋지 않다.

    C. 나쁘다. 과일을 먹으면 항상 설사한다.

8. 장에 문제가 발생하면 주로 어떤 종류의 약을 먹나요?

    A. 유산균

    B. 항생제 성분이 없는 약

    C. 항생제 성분이 있는 약

9. 다음 중 집에 있는 약은?

    A. 유산균 건강식품

    B. 항생제

    C. 지사제

테스트 결과 확인

※ A는 3점, B는 2점, C는 1점이다.

20-27점 **아주** **건강함**	장이 아주 건강한 상태다. 다만 나이가 들수록 장 기능이 저하할 수 있으니 지금처럼 꾸준히 상태를 살피면서 장 건강을 유지하기 바란다.
15-19점 **양호함**	장에 특별한 병이 있다고 할 수 없지만, 주의할 필요는 있다. 현재 상황이 계속 유지된다면 병변이 발생할 확률이 높다.
9-14점 **나쁨**	아마 이미 장에 문제가 생겼음을 알고 있을 것이다. 반드시 병원에 가서 검사하고, 식물성 유산균 섭취와 적절한 치료로 상황을 개선해야 한다.

■ 장 건강을 위한 제안

1. 식생활 개선하기

하루 식사의 총열량을 제한하면서 조금씩 자주 먹는 습관을 들인다. 아침을 거르지 말고 정해진 식사 시간을 지키며 밤늦게는 되도록 먹지 않도록 한다.

2. 섬유질 섭취하기

매일 채소 500g과 과일 250g을 먹는 습관을 들이자. 주로 곡류, 콩류, 채소, 과일, 해조류 등에 많이 함유된 섬유질은 배변을 촉진해 변비를 예방할 수 있다. 또 혈당의 균형을 유지하고 콜레스테롤을 낮추며 담 결석을 방지한다.

3. 영양 보충하기

자칫 부족하기 쉬운 비타민 B군, 칼슘, 엽산 등을 보충하면 대장암과 직장암의 발생률이 낮아진다. 이외에 매주 3~5차례 생선을 섭취하면 좋다.

4. 유해한 음식 제한하기

기름기가 많은 음식, 너무 짜거나 매운 음식, 기름에 지지거나 튀긴 음식을 제한해야 한다. 체내 과도한 지방은 대장암을 비롯한 각종 질병을 유발할 수 있다. 이외에 카페인, 알코올,

당 함량이 높은 음료수를 되도록 마시지 않는다.

5. 심리적 안정 유지하기

과도한 스트레스는 위산 과다나 장 운동 둔화 등 생리 기능 이상을 일으켜서 변비나 설사 등의 현상을 일으킬 수 있다.

6. 생활 습관 개선하기

적당한 운동과 금주, 금연은 건강의 기본이다. 운동은 위장 운동을 촉진하고 배변을 원활하게 한다. 또 발암 물질이 장 점막에 접촉하는 시간이 감소해 대장암 및 직장암의 발생률을 낮춘다.

7. 유익한 음식 먹기

매일 물 1.5~2ℓ를 마시고, 장을 따뜻하게 보호하는 음식을 많이 섭취한다. 우유, 두부, 찐 달걀, 찐 생선, 살코기, 오트밀, 귀리, 메밀 등이 좋다.

8. 천천히 먹기

음식물을 잘게 꼭꼭 씹어서 천천히 삼키는 습관을 기르자. 음식물을 제대로 씹지 않고 넘기면 체내에서 충분히 흡수되지 않아 장에 부담을 줄 수 있다.

9. 배를 따뜻하게 하기

배가 너무 차가워지면 소화 기능이 떨어지고 심각한 설사를 일으킬 수 있다. 평소에 장을 따뜻하게 유지하고 보호하는 데 신경 써야 한다.

10. 유산균 섭취하기

장내 유익균과 유해균의 비율이 불균형하면 문제가 장에서 그치지 않고 온몸에서 이상이 나타난다. 매일 발효 요구르트를 마시고, 프로바이오틱스 유산균 함량이 높은 식품이나 건강 보조제를 먹으면 장내 미생물 환경을 좋게 유지하는 데 도움이 된다.

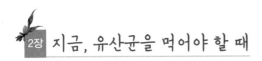

장 나이가 내 몸의 나이이고, 장 건강이 진짜 건강이다. 장은 우리 몸에서 단순히 소화 흡수 기관의 기능을 넘어, '두 번째 뇌'로 작용한다. 그렇기에 생활의 초점을 장 건강에 맞추어 주의해야 한다. 안타깝게도 우리 몸은 유한하기에 나이가 들수록 회복 재생의 속도와 질이 예전만 하지 않다. 단지 생활 습관 개선만으로는 장 건강을 완벽하게 지키기 어려울 때가 분명히 온다. 그러므로 지금 건강을 자신하지 말고, 유산균을 먹으면서 미리 준비해야 한다. 더 늦기 전에 유산균을 공부하고 정확히 이해해서, 더 안전하게 섭취하자.

◆ 유산균의 모든 것

아마 TV 광고나 건강 관련 프로그램에서 '프로바이오틱스(probiotics)'라는 말을 들어본 적 있을 것이다. 특히 상품명에는 '프로바이오틱스 유산균'이라고 함께 말하는 경우가 많아서 이 두 가지를 헷갈리는 사람이 많다.

우선 프로바이오틱스란 유익균, 즉 건강에 도움을 주는 장내 미생물을 일컫는 말이고, 유산균은 당을 분해해서 젖산을 만드는 균을 가리킨다. 그러니까 유산균이 아니어도 프로바이오틱스일 수 있고, 유산균이어도 프로바이오틱스가 아닐 수 있다. 하지만 프로바이오틱스 중에 가장 중요하고 영향이 큰 것이 유산균이므로 일반 소비자 입장에서는 이 두 가지에 큰 차이가 없다고 보는 것이 맞다.

우리가 일반적으로 유산균이라 부르며 섭취하는 식품이나 보조제는 당연히 몸에 이로운 역할을 하는 것이므로 '프로바이오틱스 유산균'인 것이다. 이외에 프로바이오틱스의 먹이가 되어 성장과 증식에 도움이 되는 것이 '프리바이오틱스(prebiotics)', 프로바이오틱스와 프리바이오틱스를 더한 것이 '신바이오틱스(synbiotics)'이다.

유산균이란?

유산균은 형태에 따라 동그란 모양의 구균(coccus)과 막대 모양의 간균(bacillus)으로 나뉜다. 유산균은 우리 몸 안에도 있지만, 이외에 농산물이나 식품에서부터 동물의 몸, 토양, 하천에까지 자연계에 널리 분포하고 있다. 현재 알려진 유산균은 100여 종에 이른다. 현재 식품의약품안전처(식약처)에서 기능성을 인정한 프로바이오틱스 균주는 열아홉 가지다. 종종 외국 제품이 더 좋다며 균이 해외에서 구매한 제품을 먹는 사람들이 있는데 이는 전혀 근거가 없으며, 단지 균주가 다른 것일 뿐이다. 뭐 하나가 유행한다고 하면 너무 많은 정보와 광고, 홍보가 쏟아져서 현혹되는 경우가 많다. 여기에 휩쓸리지 말고 자기 몸에 잘 맞는 것을 찾기 위해 반드시 제대로 알 필요가 있다.

일리야 메치니코프(Ilya Mechnikov)는 1908년에 노벨생리의학상을 받은 우크라이나의 생물학자다. 그는 불가리아 지방 사람들이 상대적으로 장수하는 비결을 연구하다가 그 지역 농부들의 장 속에서 발견된 유산균에 주목했다. 그는 좋은 유산균을 꾸준히 섭취해 나쁜 균을 통제하면 150살까지 장수한다고 주장했다. 메치니코프의 연구는 유산균에 대한 주목과 관심이 시작된 계기이자 발효유 산업의 시작점이 되었다. 이후 전 세계 곳곳에서 유산균 연구와 실험이 활발히 이루어졌고, 놀라운 효과가 연이어 발표되면서 일반인들의 관심도 높아졌다.

스웨덴의 한 연구팀은 위암과 대장암 환자에게 유산균을 처방해서 병세를 개선했으며, 중이염에 걸린 아동들에게 항생제를 처방하는 대신, 코에 유산균을 스프레이처럼 뿌려서 효과를 보았다. 건강수명이 전 세계에서 가장 높은 일본(74.5세)은 특히 유산균 분야가 상당히 발전했다. 현재 일본 유제품 시장에서 유산균 제품은 시장의 85%를 차지한다. 일본에 낫토가 있다면 우리에게는 김치가 있다. 미국 건강 전문지 〈헬스(HEALTH)〉는 세계 5대 건강식품으로 스페인 올리브유, 그리스 요구르트, 인도 렌틸콩, 일본의 낫토와 함께 우리 대한민국의 김치를 선정했다. 김치가 숙성하면서 만들어진 유산균은 무려 요구르트 유산균의 4배에 달한다고 한다.

유산균을 먹어야 하는 이유

장내 수많은 유익균 중 최고 대표주자인 유산균은 장내 유해균을 억제하고, 배변 활동을 돕는 역할을 한다. (이외에도 유산균은 체내에서 놀라운 작용을 한다. 그에 관한 자세한 내용은 뒤에서 설명하도록 한다.) 쉽게 말해 장의 '치안 경찰'이자 '청소부'로서 역할을 하는 것이다. 우리는 열심히 일하는 유산균을 위해서 그들의 먹이가 되는 과일이나 채소를 많이 먹고, 유산균 함량이 높은 김치나 요구르트 등을 먹어 힘을 보태야 한다.

더 확실한 효과를 원한다면 유산균 제품을 직접 섭취해도 좋다. 평소에 항상 가스가 찬 느낌이 들거나 만성피로에 시달리는 사람, 변이 무르거나 물처럼 나오고 토끼 똥 형태인 사람, 일주일에 3회 미만 변을 보거나 화장실에 앉아있는 시간이 긴 사람이라면 유산균 제품을 먹어서 속을 편하게 하고 배변 활동을 원활하게 해야 한다.

◆ 유산균이 곧 건강이요, 장수다

이미 다수의 연구와 실험으로 장내 미생물의 불균형이 오랫동안 계속되면 장 관련 질병뿐 아니라 이외의 만성 질환을 유발할 수 있음이 증명되었다. 현대 의학계에서 장내 미생물 불균형과 이상 질환 사이의 관계는 명확히 규명되었으며 일반인들에게도 널리 알려진 사실이다. 그런데도 현대인의 식생활 습관, 생활방식, 의료 처치 및 기타 요인들로 말미암아 장내 미생물 불균형의 정도가 날로 심각해지고 있다.

대부분 유산균은 모두 체내에서 중요한 생리적 기능을 담당하며, 그 사람의 건강 여부는 물론이거니와 나아가 수명의 길이에까지 직접 영향을 미친다. 건강한 사람은 유산균의 수가 아픈 사람보다 50배 이상 많고, 장수 노인은 보통 노인보다 60배 이상 많다고 한다. 나이가 들수록 유산균의 수도 점점 줄어서 노년에 이르거나 병이 나면 100~1,000배 이상 쭉쭉 떨어지다가 거의 없어져 죽음을 맞이한다. 이런 이유로 체내 유산균의 수는 그 사람이 건강하게 장수할 수 있을지를 가늠하는 중요한 지표가 된다.

안타까운 것은 그냥 자연 노화로도 점점 사라지는데, 현대에 들어 과도한 스트레스와 강력한 항생제 남용으로 스스로 유산균을 파괴하는 정도가 심각한 지경까지 이르렀다는 점이다. 면역력이 떨어지고 각종 질병이 발생하면서 현대인의 건강은 커다란 위협에

직면했다.

좋은 소식은 유산균을 위주로 한 프로바이오틱스, 즉 유익균을 보충함으로써 불균형을 개선하고 나아가 상황을 역전시킬 수 있다는 것이다. 더불어 미생물학, 영양학, 식품 과학, 면역학, 의학 분야가 비약적으로 발전하면서 유산균 연구와 개발, 응용도 점점 활발해졌다. 우리가 섭취한 유산균은 장 점막에서 증식해 젖산과 초산을 생성하고 pH를 감소시킨다. 이렇게 해서 장내 환경을 산성으로 만들어 유해균을 사멸한다.

천연 생태제의 시대

항생제의 시대가 저물고 이제 천연 생태제의 시대가 도래했다. 스웨덴의 한 연구팀은 위염과 대장염 환자에 대한 임상 치료 결과, 유산균이 항생제보다 더 효과적이었으며 위험성도 거의 제로에 가까웠다고 발표했다. 다양한 임상 경험이 보고되고, 장 건강에 대한 관심이 날로 증대되면서 지금 수많은 유산균 제품이 쏟아져 나오고 있다.

물론 애초부터 유익균이 유해균보다 월등히 많아서 완벽하게 장내 미생물 균형을 지킨다면 얼마나 좋겠는가? 누구나 배변이 수월하고, 가볍게 살 수 있다면 무슨 문제가 있겠는가? 사실 장에 좋은 음식만 먹어서 장이 스스로 잘 움직이고 제 기능을 하도록 하는 거야말로 최고의 장 건강법이다. 하지만 현대인이 불규칙한 생활 습관, 과도한 스트레스, 항생제 복용 등을 완벽하게 차단하며 살기란 거의 불가능한 일이다. 그 바람에 안 그래도 나이가 들며 점점 줄어드는 유익균이 더 빨리 사라지는 것이다.

지금 이 순간에도 우리의 장에서는 엄청난 양의 미생물이 소리 없는 전쟁을 치르고 있다. 우리가 건강한 몸으로 백세를 누리려면 힘들게 싸우고 있는 유익균을 지원할 필요와 의무가 있다. 그러므로 건강할 때부터, 하루라도 빨리 유산균을 꾸준히 섭취해서 유익균이 승리를 거두도록 힘껏 도와야 한다. 이것이야말로 장 건강뿐 아니라 몸 전체를 건강하게 하는 방법이다.

메치니코프의 말처럼 유산균이 곧 건강이요, 장수다! 현대인의 건강을 지키는 첨병은 단연 유산균이다!

◆ 유산균이 하는 일

우리 몸이 발휘하는 각종 중요한 기능은 거의 모두 체내 미생물 균형과 크게 연관되었으며, 유산균 섭취는 육체의 건강과 매우 밀접한 관련이 있다. 그렇다면 유산균은 우리 장에서 구체적으로 어떤 일을 할까?

1. 장내 미생물 환경 및 장 기능 개선

유산균의 가장 중요한 기능은 장내 미생물의 균형을 유지하는 것이다. 유산균은 장내 수백 종, 100조 개 이상에 이르는 미생물을 조정하고 질병을 유발하는 미생물을 제거하는 작용을 함으로써 장내 환경을 개선한다. 또 유익균의 대량 번식을 촉진하는 동시에 장점막을 자극해서 배변을 도와 변비를 예방하고, 질이나 항문의 세균성 감염 및 관련 질병을 방지하는 데도 탁월하다. 유산균은 나이, 식생활, 화학적 치료 등으로 발생한 장내 미생물 불균형 문제를 효과적으로 개선하므로, 장기 복용하면 장 속에 있는 유익한 미생물들이 서로 협조하게 만들어서 면역력이 높아져 유해균의 증식을 억제한다.

특히 항생제를 복용한 후에는 꼭 유산균 섭취가 필요하다. 항생제는 유해균뿐 아니라 유산균처럼 유익한 균까지 제거하기 때문이다. 이는 항생제를 복용했을 때 설사가 생기는 이유이기도 하다. 항생제 복용으로 망가진 장내 유익균들은 6~8주가 지나야 비로소 회복된다. 따라서 불가피한 이유로 항생제를 복용한 사람은 이후에 장 건강 회복을 위해 꼭 유산균을 먹을 필요가 있다.

2. 혈중 콜레스테롤 감소

이미 1970년대에 평소 많은 유제품을 먹는 아프리카 마사이족과 요구르트를 자주 마시는 미국인을 조사 연구한 결과, 유산균이 혈중 콜레스테롤을 낮추는 효과가 증명된 바 있다. 이후에도 꾸준히 관련 연구가 계속되었다. 2016년에는 터키와 벨기에의 공동 연구

진이 소아비만 어린이들에게 유산균을 섭취하게 했더니 '나쁜 콜레스테롤' LDL-콜레스테롤 수치가 크게 줄었다고 보고했다. 미국심장협회도 LDL-콜레스테롤 수치가 높은 사람들이 9주 동안 유산균을 먹은 후, 수치가 11% 이상 떨어졌다고 발표했다.

이는 유산균에 콜레스테롤의 원료가 되는 담즙산을 분해하는 특수한 효소가 있고, 유산균이 장내에서 증식하면서 스스로 자신의 세포막을 만들기 위해 체내 콜레스테롤을 원료로 사용하기 때문이다. 다시 말해, 유산균이 활발하게 늘어날수록 세포막의 원료로 쓰이는 혈중 콜레스테롤의 농도가 떨어진다는 뜻이다.

3. 면역 강화

세균이나 바이러스 감염 또는 암으로부터 몸을 지키려면 무엇보다 면역력을 왕성하게 해두는 것이 중요하다. 특히 장내에는 면역세포의 60~70%가 분포하고 있다. 유산균은 비타민을 만들어내기도 하고 미네랄이 잘 흡수될 수 있도록 도우며 효소나 호르몬의 생산이 원활하게끔 유도한다. 이를 통해 면역을 담당하는 T세포의 분열 및 증식을 촉진하는 동시에 체내 불량 세포를 제거하는 NK세포를 활성화한다.

신종 바이러스가 발생했을 때, 항바이러스제나 항생제를 먹고 내성이 생기면 살아남은 바이러스가 돌연변이 해서 더 강력한 변종 바이러스로 재탄생해 우리를 공격할 수 있다. 즉 항생제로만 치료할 경우, 갈수록 부작용이 심각해지는 악순환이 초래되는 것이다. 반면에 유산균을 먹으면 면역세포 자체를 활성화해서 면역력을 강화한다. 장과 전혀 관계없을 것 같은 질환인 아토피가 있는 아이에게 유산균을 먹이면 증상이 완화되는 것도 바로 이 때문이다.

4. 비타민 생성

유산균은 장내 환경을 개선해서 비타민 B군(B_1, B_2, B_6, B_{12}, 엽산, 니코틴산, 판토넨산, 비오틴, 이노시톨)과 비타민K를 생성하는 데 도움을 준다. 평소에 술을 많이 마시거나 밀가루 음식을 많이 먹으면 체내 비타민 B군이 파괴되고 곰팡이균이 증가한다. 이로 말미암아 알레르기, 면역 저하 등의 증상이 나타나기 때문에 적절한 유산균 섭취가 무척 중요하다.

이외에 젖산은 칼슘이나 인을 쉽게 흡수되는 형태로 만들어서 뼈와 근육 성장에 도움을 주고, 철과 칼슘 부족으로 발생하는 빈혈과 연골화증을 방지한다.

5. 노화 방지

'노화는 장에서 시작한다'라는 말이 있다. 먹는 음식이 유익균과 유해균 중 어느 쪽에 더 유리한가는 매우 중요한 문제다. 유산균을 먹으면 장에서 대량의 젖산을 만들고, pH 수치를 낮춰 알칼리화를 방지한다. 이는 유해균의 활동에 매우 불리한 환경이 된다. 또 유산균이 만들어낸 박테리오신은 병원균과 부패균을 억제해 정착을 저지한다. 동시에 장내 면역을 강화해 독소 생산을 막고 영양물질을 만들어내 노화를 늦출 수 있다.

6. 발암물질 생성 억제

체내에서 암세포가 증식하는 까닭은 세포를 조정하는 유전자에 이상이 발생했기 때문인데, 이를 돌연변이 세포라고 한다. 발암 촉진 물질이 이 돌연변이 세포를 자극하면 암세포가 되는 것이다. 한국인 암 발병률 2위의 대장암 역시 장내 유해균이 생산한 독소 등의 유해물질로 인한 대장 점막 세포의 돌연변이가 주요 원인이다.

유산균은 암세포를 직접 괴멸하고 치료하는 의약품은 아니나, 대신 세포가 돌연변이를 일으키거나 돌연변이 세포에 발암 촉진 물질이 접근하는 것을 막아 암 예방 효과가 뛰어나다. 유산균이 만들어내는 젖산은 장내 pH를 낮춰서 병원균(병원성 대장균, 이질균, 티프스균, 콜레라균, 포도상구균)에 강한 항균작용을 발휘한다.

이외에도 유산균은 소화 기능 개선, 변비와 설사 증상 완화, 간경화 개선 작용, 감기 증상 완화, 스트레스 감소 등에서 효과가 꾸준히 보고되고 있다.

◆ 유산균과 질병

다양한 연구와 실험 결과에 따르면 장기적인 장내 미생물 불균형은 각종 질환을 유발할 뿐 아니라, 치명적인 질병까지 일으킬 수 있다. 장내 미생물 환경이 적당한 비율을 유지하면 유익균이 생성하는 생리활성물질이 혈액으로 들어가서 전신을 돌며 수많은 만성 질환, 예컨대 비만, 당뇨, 대사증후군, 심혈관 질병, 암, 호흡기 감염 등의 발생을 억제할 수 있다.

식생활, 생활방식, 화학 치료 및 일련의 요소로 현대인의 장내 미생물 환경이 나날이 악화하고 있다. 단순히 과일과 채소, 요구르트를 먹는 것만으로는 회복하기 어려운 상황에 이른 사람도 많다. 연구에 따르면 유익균을 적당히 보충함으로써 장내 미생물 환경을 개선하고, 다양한 질병을 억제하는 능력을 회복할 수 있다고 한다. 여기에서는 유산균이 효과적으로 개선하는 만성 질환 및 질병을 구체적으로 설명한다.

1. 장 관련 질환

장 기능 향상에 탁월한 효과가 있는 유산균과 비피더스균은 장 점막을 튼튼하게 만들어 변비와 설사 증상을 개선한다. 우리가 먹는 유산균 제품은 과민성 대장증후군, 궤양성 결장염 등을 앓는 사람들의 '삶의 질'을 개선한다. 또 소장의 유당분해효소 결핍 때문에 우유만 먹으면 배가 아프고 설사하는 사람들도 유산균을 먹어 문제를 해결할 수 있다.

2. 당뇨병과 대사증후군

동물 연구 및 당뇨 환자에 대한 임상 치료 결과, 유산균은 인슐린 저항성을 개선해서 혈당 농도를 낮추는 데 뚜렷한 효과를 보였다. 한 연구팀이 2형 당뇨병 환자에게 6주에 걸쳐 락토바실러스 아시도필루스와 비피더스균을 함유한 요구르트를 먹였다. 그 결과, 환자들의 혈당 수준이 눈에 띄게 개선되었고, 전체 항산화 상태가 향상되었다.

3. 비만

동물 연구 및 당뇨 환자에 대한 임상 치료 결과, 유산균을 보충했더니 체중이 감소하고 지방 축적이 방지되는 변화가 있었다. 또 다른 연구에서는 산모가 분만 한 달 전부터 출산 후 반년 동안 꾸준히 유산균을 먹었더니 엄마와 아기의 체중이 과도하게 불어나는 일이 없었다.

4. 심혈관 질병

심혈관 질병은 사망에 이를 수 있는 무서운 질병으로 그 발생률과 사망률이 매년 상승하는 중이다. '나쁜 콜레스테롤'이라고 불리는 LDL-콜레스테롤 수치가 높으면 혈관 벽에 콜레스테롤이 침착해서 혈관이 좁아진다. 그러면 혈액순환에 문제가 발생하고, 동맥경화, 심근경색증 등 각종 심혈관계 질병으로 이어질 수 있다. 지금까지 많은 실험으로 다양한 유산균이 체내 LDL-콜레스테롤을 낮추는 효과가 있음이 증명되었다. 또 최근 연구에 따르면 유산균은 콜레스테롤 흡수와 지방 축적을 방해하고 염증 및 초기 동맥경화증 경화반의 형성을 저지한다.

5. 호흡기 감염

유산균은 호흡기 감염, 예컨대 일반 감기와 독감 등을 억제한다. 특히 인플루엔자가 유행하기 전에 미리 유산균 보충제를 먹어두면 효과가 더욱 뚜렷하다. 한 실험에 따르면 유산균을 꾸준히 섭취한 사람은 그렇지 않은 사람보다 비강 안에 잠재한 감기 병원균이 19% 낮았다. 노인이나 만성 질병으로 면역이 약해진 사람, 그리고 최근 큰 수술을 받은 사람들은 세균 감염의 위험이 큰데 이런 사람들이 유산균을 먹으면 각종 감염 위험, 특히 호흡기를 통한 폐 감염을 방지할 수 있다.

◆ 유산균에 관한 오해와 진실

최근 유산균에 대한 관심이 높아지고 방송이며 홈쇼핑에서 무차별로 유산균을 소개하면서 판매하더니, 급기야 특정 유산균 보충제만 먹으면 무조건 무병장수한다는 오해가 생긴 듯하다. 전문 용어를 쏟아내며 여기에도 좋고, 저기에도 좋으니 무조건 먹어야 한다고 어찌나 홍보하는지 안 넘어가기가 힘들 정도다.

한국식품연구원에 따르면 건강기능식품 시장에서 유산균 및 프로바이오틱스 관련 제품의 평균 성장률이 30%를 넘어선다고 한다. 하지만 이러한 관심에 비해 정작 유산균에 대한 정확한 이해와 정보는 미비한 편이다. 실제로 많은 전문가가 먹더라도 정확히 알고, 자기에게 꼭 알맞은 제품을 찾아 먹어야 한다고 조언한다. 다음은 일반인이 흔히 착각하기 쉬운 유산균 상식이다.

오해1. 유산균은 장 건강 개선에만 도움이 된다?

'뇌장상관(腦腸相關)', 즉 뇌와 장은 서로 연관되어 생체를 유지한다. 유산균을 꾸준히 먹으면 스트레스 완화, 불면 해소 등의 효과가 있다. 장 건강에 도움을 주는 효과는 기본이며, 이외에 콜레스테롤 개선, 면역 질환 개선, 당뇨 개선 등의 효과가 있다. 참고로 정부가 공식적으로 인정하는 유산균의 효능은 다음과 같다.

- 장내 유익균 증식과 유해균 억제

- 면역을 조절해 장 건강에 도움

- 배변 활동 원활

- 체지방 감소

- 여성의 질 건강

- 면역 과민 반응에 의한 피부 상태 개선

오해2. 효과가 없으면 섭취를 중단하는 편이 좋다?

유산균은 장에 들어가서 장내 환경에 적응하는 시간이 필요하다. 이렇게 적응한 후에 유익균과 유해균의 균형을 맞추는 데까지 짧게는 1~2주, 길게는 4주 이상 걸린다고 한다. 한 가지 병을 겨냥해서 집중적으로 치료하는 화학적 약품과 치료에 익숙한 사람들에게는 아무래도 조금 느리다고 여겨질 수 있는 시간이다. 조금만 느긋하게 마음을 먹고 효과가 충분히 나타날 수 있도록 꾸준히, 적어도 4주 정도 섭취한 이후, 유산균의 효능을 평가하는 편이 바람직하다.

오해3. 나이 들수록 장내 유익균이 줄어들므로 섭취량을 점점 늘려야 한다?

유익균은 나이가 들수록 줄고, 매일 배변 활동으로 약 1억 마리가 체외로 배출된다. 이렇게 줄어드는 유산균을 다시 생성하는 데는 한계가 있으므로 유산균을 직접 섭취함으로써 보충하는 것이다. 하지만 그렇다고 해도 무작정 유산균을 많이 먹거나 갈수록 양을 더 늘릴 필요는 없다. 일정량 이상으로 섭취하면 오히려 복부 팽만감, 설사 등의 부작용이 일어날 수 있으므로 조심해야 한다. 특히 면역 기능이 약한 사람이나 영유아의 경우, 유산균을 과다 섭취하면 문제가 생길 수 있으니 주의가 필요하다.

오해4. 유산균은 밀가루와 함께 섭취하면 안 된다?

항간에 떠도는 밀가루가 유산균과 상극이라는 이야기는 잘못된 상식이다. 오히려 일상에서 서슴없이 먹는 인스턴트 식품, 탄산음료, 카페인, 식품 첨가물, 기름진 음식 등이 유산균의 장내 생존에 더 악영향을 미친다.

오해5. 생균이 아니면 효과가 없다?

면역을 증강하는 기능은 생균뿐 아니라 죽은 유산균, 즉 '사균' 역시 동일하게 발휘한다. 생균이 장내에서 직접 유익균의 수를 늘

려준다면, 사균은 이미 정착해 사는 유익균들의 먹이가 되고 유해균을 직접 억제해 설사를 멎게 하는 등의 효과를 보인다. 물론 아무래도 사균보다야 장까지 가는 생균이 가장 좋다. 그러므로 되도록 장까지 도달하는 생유산균을 선택하기 바란다.

■ 식약처가 인정한 프로바이오틱스 유산균 균주 19종

장내 미생물이 장 건강 및 각종 질병을 예방하는 면역력 강화에 중요한 역할을 한다고 알려지면서, 유산균 건강기능식품에 대한 관심이 나날이 높아지고 있다. 식약처로부터 유익균 증식, 유해균 억제, 배변 활동 개선 등의 기능성을 인정받은 프로바이오틱스 균주는 총 19종이다. 락토바실러스 11종, 비피도박테리움 4종, 락토코쿠스 1종, 엔테로코쿠스 2종, 스트렙토코쿠스 1종이다.

1. 락토바실러스 람노서스 Lactobacillus rhamnosus

가장 일반적이고 많이 활용되는 유산균으로 발효 요구르트에 많이 들어있다. 장 정착성이 높고, 산도 변화에 안정적이다. 장내 환경을 유해균이 생존하기 어렵게 만들어 설사를 줄이는 데 매우 도움이 된다. 혈액 및 복막 세포의 식균을 활성화해서 면역력을 증가시킨다.

2. 락토바실러스 불가리쿠스 Lactobacillus bulgaricus

장내에 정착하지 않고 통과한다. 메치니코프가 불가리아인의 장수 비결로 이 유산균이 든 요구르트를 꼽으면서 널리 알려진 바 있다. 생존 기간이 짧은 편이지만, 장내에서 엽산을 합성하고 유해균의 번식을 억제하는 역할을 한다.

3. 락토바실러스 카제이 Lactobacillus casei

요구르트와 치즈에서 처음 분리되었다. 소화액에 의해 사멸되지 않고 소장까지 가서 소장 균총을 정상화하는 역할을 한다. 변비나 복통, 과민성 대장증후군의 치료에 좋고, 류머티즘 관절염 증상의 완화에도 도움을 준다. 위궤양이나 헬리코박터 파일로리의 성장을 저해해 대장 균총의 균형에 도움을 준다.

4. 락토바실러스 플란타럼 Lactobacillus plantarum

위산을 잘 견디며, 유해균에 대한 자체 항생 효과가 있다. 체온에서 가장 잘 서식할 수 있으며 생존력이 강하다. 과민성 대장증후군으로 찬 내장 가스 제거에 도움이 되므로 방귀가 잦은 사람에게 좋다. 김치 등에 많다.

5. 락토바실러스 아시도필루스 Lactobacillus acidophilus

산에 대한 저항이 매우 강해 위산과 담즙산을 효과적으로 견디는 데 탁월하다. 여성의 질, 자궁경부, 요도에서 번식할 수 있는 유해균의 침입을 막는다. 우유를 분해하는 락타아제를 생산하여 설사를 예방하고, 궤양성 대장염에 효과적이다.

6. 락토바실러스 루테리 Lactobacillus reuteri

영유아 로타바이러스 감염으로 인한 설사 치료 기간을 단축하고, 헬리코박터 파일로리균 감염을 억제한다. 충치를 유발하는 스트렙토코쿠스 뮤탄스균 증식을 방해하는 데 효과적이다.

7. 락토바실러스 퍼멘텀 Lactobacillus fermentum

칼슘, 인, 아연의 흡수율을 증가시키는 작용을 한다. 포도상구균, 폐렴 구균, 살모넬라 감염 등의 예방에 탁월하다. 산모와 태아의 건강에 매우 유리하다.

8. 락토바실러스 살리바리우스 Lactobacillus salivarius

특히 과민성 대장증후군을 앓는 사람들의 증상 완화에 도움이 된다. 설사를 유발하는 대장균과 식중독을 일으키는 살모넬라균 등의 성장을 저해한다.

9. 락토바실러스 가세리 Lactobacillus gasseri

유해균을 억제하는 동시에 LDL-콜레스테롤 수치를 낮춰 체중 감량에 도움을 준다는 연구 결과가 보고되었다. 설사 증상을 개선하고 면역력 강화에도 좋다.

10. 락토바실러스 헬베티쿠스 Lactobacillus helveticus

주로 대장에 서식하며 점막을 강화해 염증을 억제한다. 또 불용성 세균막을 형성해 항균 효과가 뛰어나다. 뛰어난 항산화 효과가 있으며 면역력을 높인다고 알려져 있다.

11. 락토바실러스 파라카제이 Lactobacillus paracasei

알레르기성 비염을 완화하고, 살모넬라균과 헬리코박터 파일로리균 등의 증식을 억제하는 효과가 있다. 면역세포의 활동, 림프구 증식 및 항체 생산에 도움이 되므로 특히 면역력이 약한 아이들에게 좋다. 이외에 복통, 설사, 변비에도 효과가 있는 것으로 알려져 있다.

12. 비피도박테리움 비피덤 Bifidobacterium bifidum

보통 비피더스균이라고 부른다. 소장 내 유산균의 80% 이상을 차지하며 노년기에 크게 줄어든다. 부족하면 과민성 대장증후군이나 변비에 걸리기 쉽다. 최근 논문에 따르면 스트레스를 줄이는 효능도 있다고 한다.

13. 비피도박테리움 브리브 Bifidobacterium breve

운동성이 없으며 주로 궤양성 대장염 치료에 활용된다. 모유나 유아의 장내에서 많이 발견되며 나이가 들수록 줄어든다. 피부의 수분 손실을 막는 등 피부에 좋고, 알레르기와 천식 등을 완화한다.

14. 비피도박테리움 롱검 Bifidobacterium longum

면역력 강화에 가장 뛰어난 역할을 보인다. 인플루엔자 발생, 로타 바이러스 감염, 칸디다증 발생 등을 억제하는 등 여러 바이러스 질환을 예방한다. 특히 노년기에 반드시 보충해주어야 하는 유산균이다.

15. 비피도박테리움 아니말리스 Bifidobacterium animalis

산에 저항력이 아주 강하다. 면역물질 생성을 자극하며, 과민성 대장증후군 치료에 많이 사용된다. 체질량 지수를 감소하고 혈당 수치를 낮춰 당뇨에도 도움을 준다.

16. 락토코쿠스 락티스 Lactococcus lactis

병원균 편모의 운동성을 저해한다. 이 유산균에 발암 억제인자인 KiSS-1 유전자를 삽입했더니 대장암 전이를 방지하는 것으로 확인되었다. 폐렴 구균에 대한 내성을 키우고, 면역력을 향상한다고 알려져 있다.

17. 엔테로코쿠스 페슘 Enterococcus faecium

유산균 증식 및 유해균 억제, 배변 활동 원활에 도움을 줄 수 있다. 위산에 견디는 강력한 유산균이지만, 항생제 내성을 일으킬 수 있으니 아이들에게는 적합하지 않다.

18. 엔테로코쿠스 페칼리스 Enterococcus faecalis

다양한 발효 음식을 생산하기 위해 상업적으로 많이 사용되는 구균이다. 엔테로코쿠스 페슘과 엔테로코쿠스 페칼리스 중 일부는 감염을 유발할 수 있지만, 유산균으로 유익하게 이용되는 종은 장 점착력이 좋아 유해균 번식을 막는다.

19. 스트렙토코쿠스 써모필러스 Streptococcus thermophilus

열에 강해 35~42℃에서 잘 자라고 운동성이 없다. 치즈나 요구르트 등 유제품 안에 풍부하게 들어 있다. 유당을 분해하므로 유당불내증이 있는 사람이 먹으면 배탈 없이 우유를 마실 수 있다.

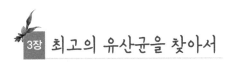

3장 최고의 유산균을 찾아서

오래전부터 장 건강의 중요성과 장내 환경이 내 몸에 미치는 영
향에 주목해왔기에 꾸준히 좋은 유산균을 찾아왔다. 지금은 워낙
상품과 정보가 많지만, 내가 처음 좋은 유산균을 찾기 시작했을 때
만 해도 정보가 많이 없어서 직접 자료를 찾고 전문가를 찾아 물어
보고 배우는 등 열심히 발품을 팔았다. 건강을 위한 것, 특히 내 장
에 들어가서 큰일을 해야 하는 유산균이니 더 신중했다. 많은 탐구
와 경험, 시행착오와 성과를 거듭한 끝에 찾아낸 것이 바로 식물성
유산균이다.

◆ 식물성 유산균 vs 동물성 유산균

앞에서 살펴보았듯이 프로바이오틱스 유산균은 유익균을 늘이고
유해균을 줄여서 장 건강에 도움이 된다. 그런데 유산균의 종류가
다양한 것은 물론이거니와 '출생지'에 따라서도 나눌 수 있는 것을
알고 있는가?

유산균은 각각 자라는 환경이 어디인지에 따라 식물성 유산균, 동물성 유산균, 그리고 인체 유래 유산균으로 나눌 수 있다. 각각의 명칭은 전부 각 유산균의 '출신'을 의미한다. 식물성 유산균은 식물에서, 동물성 유산균은 동물에서, 인체 유래 유산균은 인체에서 서식하는 유산균이다.

식물성 유산균은 김치나 된장, 절임식품 등의 식물성 발효식품에서 분리, 추출한 것으로 높은 염도나 영양이 풍부하지 않은 곳에서도 생식하며, 종류도 무려 200여 종이나 된다. 또 기본적으로 동물성 유산균보다 활력이 넘치고, 섭취량이 많아도 큰 무리가 없다.

동물성 유산균은 우유를 베이스로 한 요구르트나 치즈 같은 것이다. 현재 사람들이 섭취하는 유산균 제품은 대부분 동물성 유산균이다. 동물성 유산균은 영양이 풍부하고 각종 환경 요소의 균형이 잘 맞는 곳에서만 생식하며, 10여 종에 불과하다. 또 균종이 상대적으로 불안정한 상태여서 그 생물적 기능효과도 불안정한 편이며, 대량으로 먹으면 인체 동물성 단백질 알레르기가 발생할 수 있다.

누가 더 멀리까지 가는가?

두 가지의 가장 큰 차이는 뭐니 뭐니 해도 내산성 및 내담즙성의 차이다. 우리 몸에서 유산균이 흡수되려면 입에서 위를 거쳐 장으로 넘어가야 한다. 이때 열과 산에 강해 내산성 및 내담즙성이 뛰어난 식물성 유산균은 위에서 거뜬히 살아남아 장까지 무사히 도착한다. 무려 약 90%가 살아있는 상태로 장에 도달한다고 한다.

동물성 유산균이 위산과 담즙을 견디지 못해서 섭취한 양의 20~30%만 겨우 장에 도달하는 데 비하면 실로 큰 차이다. 장까지 무사히 도착했다고 끝이 아니다. 그곳에서 제대로 정착해서 우리 몸에 유익한 활동을 해야 제 기능을 하는 것이다.

식물성 유산균은 장내 정착률뿐 아니라 생존율도 높아 장 환경을 개선하고 인체 면역력을 강화하는 데 탁월하다. 일반적으로 식물성 유산균은 동물성 유산균에 비해 열량은 절반 이하인 데 반해, 생존력은 400배 이상으로 알려져 있다.

◆ 식물성 유산균이어야 하는 이유

앞에서 이야기한 것처럼 식물성 유산균과 동물성 유산균은 확연히 다르다. 중요한 것은 이 두 가지 중에 좀 더 자신에게 잘 맞는 유산균을 찾는 것이다. 아무리 좋아도 자신에게 맞지 않으면 아무 의미가 없다.

일반적으로 동양인에게는 식물성 유산균이 적합하다고 알려져 있는데, 이는 동서양의 식습관이 다르기 때문이다. 개인차가 있겠지만, 사실 동양에서 육식의 역사는 그리 길지 않고 일상에서 고기를 제대로 많이 먹게 된 것은 불과 몇십 년 전이다. 그러다 보니 몸이, 특히 소화기계통이 채식에 적합하게 발달했다. 반대로 전통적

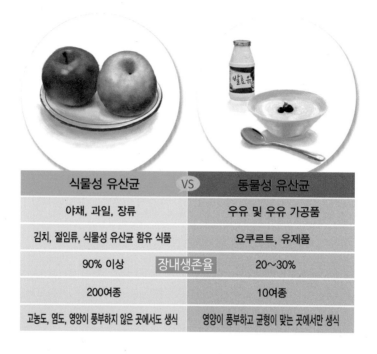

식물성 유산균	VS	동물성 유산균
야채, 과일, 장류		우유 및 우유 가공품
김치, 절임류, 식물성 유산균 함유 식품		요쿠르트, 유제품
90% 이상	장내생존율	20~30%
200여종		10여종
고농도, 염도, 영양이 풍부하지 않은 곳에서도 생식		영양이 풍부하고 균형이 맞는 곳에서만 생식

으로 육식을 하고 우유 등의 유제품을 많이 먹어 온 서양인들은 소화기계통이 그것에 맞게 발달했다. 일반적으로 동양인의 장 길이가 서양인보다 약 1미터가량 더 긴 까닭도 바로 이 때문이다.

장이 더 길므로 당연히 장 도달률과 정착률이 높은 식물성 유산균이 잘 맞지 않겠는가? 특히 우리는 고춧가루, 마늘 등의 자극적인 음식을 먹으므로 내산성이 강한 식물성 유산균이 더 적합하다.

더 적합한 유산균

유산균을 선택할 때는 우선 본인의 체질이 육식성인지 채식성인지 잘 살펴야 한다. 어느 쪽을 먹었을 때 속이 더 편한지 확인하면 된다. 그런데 알다시피 나이가 들수록 고기나 유제품을 먹으면 예전만큼 소화가 잘되지 않는다. 워낙 기력도 없는데 변비까지 생겨 고생하시는 분도 꽤 많다. 슬프지만 당연한 일이다.

노화로 말미암아 체내 분해효소가 부족해서 생기는 현상이고, 체질이 변하는 것이니 극복하고 말 것이 아니다. 그래서 어르신 중에 원해서가 아니라, 별수 없이 채식하게 되는 분도 많다. 이런 분들은 시중의 동물성 유산균을 먹어봤자 효과가 크지 않다. 장내 유익균을 늘리고 유해균을 줄여서 장 운동을 강화하고 배변 활동을 원활하게 하려면 장까지 무사히 가는 식물성 유산균이 더 적합하다. 그래서 나이가 들수록 더 식물성 유산균을 권한다.

◆ 과일 발효 식물성 유산균을 만나다

오래전부터 장 건강에 주목해 온 나는 관련 내용을 많이 읽고 연구했다. 좋다는 이야기가 들리는 것은 찾아서 직접 내 몸에 시험해 보기도 했는데, 처음에는 효과가 있는가 싶다가도 지지부진한 경우가 태반이었다. 그럴수록 더 많이 공부하고 관련 논문도 읽어보는 등 각종 자료를 뒤적이고 정독했는데, 사람이 아는 만큼 보인다고 시중에 나와 있는 제품에 부족한 점이 보였다.

화려한 광고나 홍보 문구로 교묘하게 부족한 점을 가린 것이 눈에 들어왔다. 그거 하나만 먹으면 갓 태어났을 때의 깨끗한 장으로 돌아가는 것처럼 이야기하지만 전부 거기서 거기였다. 무엇보다 마음에 들지 않은 것은 대부분 동물성 유산균이었다는 사실이다. 일반인들이 유산균을 식물성과 동물성으로 나누는지도 모르고, 어떠한 차이가 있는지도 그다지 관심 없을 때였다. 대체 이렇게 중요한 내용이 왜 이렇게 알려지지 않았는가 의아할 정도였다.

나는 식물성 유산균이 오랫동안 채식 위주의 식단을 계속해 온 내게 가장 적합하다고 확신했다. 사실 나뿐 아니라 동양인이고 한국인이라면, 그리고 중년 이상이라면 대체로 식물성 유산균이 적합하다. 드물지만 식물성 유산균을 제품화해서 파는 곳이 있었는데 그중에서도 국내 최초로 천연 생과일을 유산균으로 배양시키는데 성공해 유산균 음료로 제품화한 곳을 찾아내었다. 보통 우리가 생각하는 가루나 캡슐 형태의 유산균이 아니었다. 유산균을 60일 이상 전통 기법으로 항아리에서 배양해 활성화된 생균이 함께 함유된 음료 형태였다. 균주를 고체 배양해서 즉시 동결건조하는 일반적인 유산균 함유 식품과는 많은 차이가 있었다.

과일로 발효한 유산균을 먹다

이론적으로 확실하고 느낌도 좋아서 당장 주문해서 아내와 함께 먹기 시작했다. 아침, 저녁으로 식후에 소주잔 한 잔 분량으로 마셨는데, 새콤한 과일 향이 나서 먹기 어렵지 않았다. 그런데 예상과 달리 처음 3일 동안은 오히려 변비가 생겨서 배변이 원활하지 않았다. 순간 큰일 났구나 싶었지만 일단 꾸준히 먹었더니 4일째부터 숙변이 나오기 시작했다. 보아하니 먹는 사람에 따라 반응이 달랐다. 예컨대 아내는 원래부터 장이 좋지 않았는데 이 유산균을 먹었더니 배가 빵빵하게 부풀어 올랐다. 아마도 좋은 미생물과 나쁜 미생물이 장내에서 치열하게 싸우기 때문이었으리라. 며칠 후, 아내는 배변 활동이 원활해지면서 언제 그랬냐는 듯이 배가 쏙 들어갔다. 예전과 달리 장이 훨씬 가벼워졌다고 좋아했다.

내게 맞는 유산균

비로소 나는 내 몸에 딱 맞고 부담스럽지 않은 유산균을 찾아냈다. 먹을수록 참 좋은 제품이었다. 락토바실러스 파라카제이와 락토바실러스 루테리를 넣었다고 하더니 과연 효과가 대단했다. 이두 균주는 헬리코박터 파일로리 균의 증식을 억제하고 감염을 막으며, 면역 강화기능이 뛰어나다. 또 각종 염증을 가라앉히고, 림프구를 증식한다. 그래서인지 식구 중 한 사람이 음식을 잘못 먹어 피부 표면이 벌겋게 우둘투둘 올라올 때, 이 유산균을 한 잔 먹이면 증세가 금방 완화되었다.

초기 장염 증상을 보일 때, 아직 균이 전신으로 퍼지기 전이라면 이 유산균 한 컵이 도움이 될 수 있다고 했다. 나 같은 경우는 매일 아침 요료법을 시행할 때, 오줌에 이 유산균을 넣어 먹기도 했다.

그러면 냄새가 전혀 나지 않아 훨씬 먹기 좋았다. 요료법을 하고 싶은데 마시기가 역겹다는 사람에게 자주 제안하는 방법이다.

◆ 문호리 락토로 지키는 장 건강

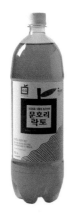

　　과일 발효 유산균인 문호리 락토는 신선한 천연 생과일을 원료로 유산균을 발효하고, 정제해서 만든 유산균 음료다. 매일 식후 소주잔 한 잔 정도의 양을 그냥 마시거나 물에 희석해서 1일 2회, 식후에 즉시 마시면 영양을 보충하고 장내 미생물 균형을 유지해서 장 건강을 지키는 데 도움이 된다. 과일로 발효했기에 새콤한 맛이 좋아 특별히 먹기 어렵지 않고, 음료수처럼 마실 수 있으므로 남녀노소 누구나 섭취할 수 있다.

　잘 모르는 사람은 그냥 신선한 과일을 먹는 편이 더 낫지 않냐고 묻는데 모르는 소리다. 발효하면 더 중요하고 필요한 효능이 생겨나거나 강화된다.

　여기에서는 과일 발효한 문호리 락토의 효능을 구체적으로 소개한다.

1. 장내 미생물 균형을 돕는다.

장내 미생물 균형은 우리 건강에 지극히 중요한 요소다. 한 번 균형이 무너지면 과민성 대장증후군, 복부 질환, 크론씨 병과 궤양성 대장염 등 다양한 관련 질환이 발생한다. 과일 발효 유산균은 위산 공격을 거뜬히 넘기고 장까지 가서 유익균을 증가시키고 유해균을 억제해서 장내 미생물 균형을 회복하는 데 큰 도움이 된다.

2. 소화 흡수를 쉽게 한다.

신선한 과일보다 과일 발효한 식품을 먹는 것이 인체에 더 쉽게 소화 흡수된다. 과일에 있는 큰 분자 물질, 예컨대 다당류, 조섬유(crude fiber), 조단백질(crude protein) 등은 발효 과정 중에 분해된다. 그러면 단당류, 올리고당, 작은 분자 펩타이드, 유리아미노산(free amino acid) 등의 작은 분자 물질이 되어 소화 흡수가 쉬워진다. 동시에 발효는 과일 속 항영양물질인 타닌이나 고시폴(gossypol) 등을 낮추는 효과가 있다.

3. 영양을 보충한다.

유익균은 소화효소, 지방산, 비타민 B군과 K군을 합성하는데, 이런 물질들은 과일 자체에 존재하지 않으므로 과일만 먹어서는 얻을 수 없다. 오직 미생물 발효를 통해서만 가능한 일이다. 이외에 발효는 과일 속의 비타민과 무기염류를 인체가 이용하기 쉬운 형태로 바꾼다.

4. 독소를 배출하는 데 도움이 된다.

최근 미세먼지 속 중금속에 대한 우려가 커지고 있다. 특히 포도 당을 먹고 사는 암세포는 중금속을 좋아한다. 과일 발효한 유산균 은 체내에 들어온 수은, 납, 알루미늄, 비소 등의 각종 독성물질을 탄탄하게 결합해서 분변을 통해 체외로 배출한다.

5. 피부의 노화를 완화한다.

과일을 발효하면 SOD(Super Oxide Dismutase), 폴리페놀 (polyphenol) 등의 항산화 효소가 생겨난다. 알다시피 항산화 효 소는 노화 방지 효과가 뛰어나다. 이외에 과일 발효한 유산균은 장 운동을 원활하게 해서 배변을 돕고, 독소 배출을 쉽게 해서 신체 부담을 줄여 피부를 빛나게 한다.

6. 면역력 증강을 돕는다.

장 점막은 일종의 '면역 장벽'으로서 외부에서 들어온 바이러스나 세균의 공격을 방어하고 몸을 보호하는 작용을 한다. 장 점막이 손 상되면 바이러스나 세균이 그 틈을 놓치지 않고 우리 몸의 면역 체계를 공격한다. 과일 발효로 생산된 유기산(젖산, 뷰티르산 등)은 장 점막을 보호하고 원상태로 돌린다. 또 유익균 생장을 촉진하고 유해균의 활동을 억제해서 면역력을 증강하는 데 큰 도움이 된다.

7. 심리 상태를 개선할 수 있다.

유산균 발효로 생산되는 감마-아미노부티르산(γ-Aminobutyric acid), 즉 가바(GABA)는 아미노산 신경전달물질이다. 이 물질은 뇌의 대사와 순환을 촉진해서 '감정 비타민'이라고 불린다. 또 과일 발효 유산균은 혈액 속에서 산소 운반에 관여하는 헤모시아닌(hemocyanin)의 생성도 촉진한다. 이러한 기능들은 모두 걱정과 스트레스를 줄여 기분을 좋게 할 수 있다.

◆ NL2000을 담은 문호리 락토

문호리 락토는 유산균의 기능이 인체 내에서 극대화될 수 있도록 개발된 과일 발효 생유산균 음료다. 사과, 배, 파인애플, 오렌지, 양파 등의 엄선된 생과일 배양액이 이용되는데 내가 생각하는 최적의 비율로 제조했다. 알다시피 유산균 제품을 섭취하는 가장 큰 목적은 장 기능 활성화다. 그러므로 좋은 유산균을 최대한 많이 장까지 도달하게 만드는 것에 초점을 맞춰 연구했다.

문호리 락토는
제조 과정 전체를
완벽하게 자연에
내맡겼다. 최대한
전통적인 방식을
그대로 따랐고, 진
득하게 기다려 자
연적으로 태어나
도록 했다. 사람의

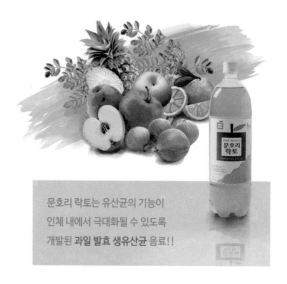

문호리 락토는 유산균의 기능이
인체 내에서 극대화될 수 있도록
개발된 **과일 발효 생유산균** 음료!!

손은 되도록 닿지 않도록 하고, 오직 숨 쉬는 전통 항아리에 담아
볕을 쬐고 바람을 쐬게 해서 내산성, 내담즙성이 강한 유산균을
60일 이상 전통 기법으로 배양했다.

NL2000을 담다

내가 문호리 락토에서 가장 자랑하고픈 부분은 바로 식중독균의
생육억제물질인 NL2000이 첨가되었다는 사실이다.

사회가 이렇게 발전하고 예전보다 위생관념이 훨씬 높아진 오늘
날에도 여름이면 식중독이니 집단 장염이니 하는 뉴스가 어김없
이 들려온다. 사실 생활 속에서 눈에 보이지 않는 균을 완벽하게
잡아내고 제거하기란 쉽지 않다. 요즘처럼 외식이 잦고, 단체 급
식의 규모가 점차 확대되는 시대에는 이런 위생 문제가 굉장히 민

감하게 대두된다. 꼭 뜨거운 여름이 아니어도, 일반 가정집에서도 식구끼리 밥을 먹었는데 다음 날 뜬금없이 장염이나 식중독 증세가 보이기도 한다.

한국식품개발연구원과 자연생명과학이 공동으로 개발한 NL2000은 식중독균의 생육을 90% 이상 억제할 수 있는 물질로 국내 자생식물에서 발굴한 것이다. 단체 급식, 백화점의 신선식품, 패스트푸드점 등에서 식중독을 유발하는 균은 주로 비브리오, 살모넬라, 리스테리아 균 등이다. 식자재를 NL2000에 담그거나 분무, 세척만 해도 이런 나쁜 균들의 생육을 크게 억제하는 것으로 나타났다. 실온에서 24개월까지 보관할 수 있어 저장 편의성도 뛰어나다.

각종 잡균을 박멸하고 깨끗하게 조리하기 위해서 사전에 생선이나 육류에 NL2000을 담은 문호리 락토를 뿌려 주면 효과가 크다. 살균 효과가 워낙 뛰어나기 때문에 좀 더 위생적으로 조리해 먹을 수 있다. 또 전날 회나 삼겹살을 먹었는데 속이 더부룩하거나 편치 않을 때도 문호리 락토를 마시면 금방 가라앉을 것이다.

장에 좋은 문호리 락토

문호리 락토는 장을 근본적으로 건강하게 하고, 장내 환경을 개선하는 데 탁월한 효과가 있다. 한때 과민성 대장증후군으로 급하면 갓길에 차를 세워 놓고 화장실을 찾곤 했던 사람들도 문호리 락토를 먹고는 큰 효과를 보았다고 좋아한다. 특히 여성분들은 변비가 사라졌을 뿐 아니라 숙변까지 말끔히 제거되었다며 놀라고 신기해한다. 문호리팥죽이라는 본업이 있기에 따로 적극적인 홍보, 판촉 활동을 하지 않아도 이미 드셔 보신 분이 먼저 알고 꼭 다시 방문해서 재구매하신다. 다들 화려한 광고문구에 속아 산 것이 아니라 직접 경험으로 알았으니 재구매할 때는 본인 것뿐 아니라 주변에 선물할 것까지 푸짐하게도 산다. 새삼 우리나라에 장 때문에 고생하는 분이 이렇게나 많았나 싶을 때가 한두 번이 아니다.

문호리 락토는 내가 직접 먹고, 경험하고, 따져보고, 개발에 참여했기에 자신 있게 추천할 수 있다. 평소 화장실 가는 일이 고역이신 분들, 스트레스로 장이 예민해진 직장인과 수험생, 음주 후 화장실을 자주 가는 분, 나이가 들면서 장 기능이 약해진 분, 장을 튼튼하게 만들고 싶은 분 등 남녀노소 가리지 않고 누구나 드시면 좋다. 특히 10년 이상 장으로 고생하신 분이나, 뭘 먹거나 해도 도통 효과를 보지 못했다는 분들에게 더욱 추천한다.

자연 그대로의 조미식품 문호리 락토 발효액

문호리 락토와 함께 선보인 제품은 문호리 락토 발효액(소스)이다. 문호리 락토 발효액은 유산균과 유산균의 대사산물이 함유된 조미식품으로 실험 결과, 식품의 신선도 유지, 냄새 제거, 연육 및 살균 효과, 콜레스테롤 저감 효과까지 있는 것으로 나타났다.

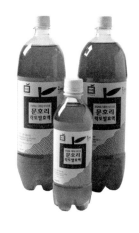

어떠한 화학성분도 첨가하지 않았으며 유산균의 생화학적 특징을 자연 그대로 응용한 과학적인 제품이다. 생유산균이 듬뿍 들어있고, 유산균의 대사산물이 함께 포함되어 있어 그 살균 작용으로 장기간 보관이 가능하다.

문호리 락토 발효액의 활용도는 정말 다양하다. 가정에서 사용할 때는 육류, 생선, 찌개, 탕, 찜, 구이, 무침 등 거의 모든 요리에 사용할 수 있다. 도마나 칼에 묻혀서 사용하면 위생적이고, 주방 및 집안에 배어 있는 냄새 제거에도 효과적이다. 단체 급식에 사용할 때 역시 식품의 부패를 억제한다. 식품 제조공장에서도 각공 육가공 제품의 냄새 제거 및 풍미 증진 효과를 볼 수 있으며, 유통시 비린내 제거와 신선도 유지에 도움이 된다. 특히 각종 생선류를 원료로 하는 가공 제품에 조미액으로 첨가하면 풍미를 증진하고 담백한 맛을 내는 효과가 있다.

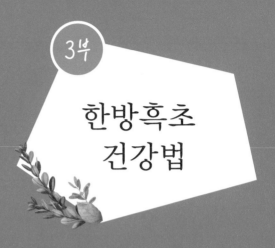

3부

한방흑초
건강법

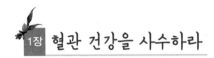

1장 혈관 건강을 사수하라

미국 루스벨트 대통령, 영국 처칠 수상, 과학자 아인슈타인, 배우 클라크 게이블, 스페인 축구선수 다니엘 하르케……. 국적, 나이, 직업이 모두 다른 이들의 공통점이 무엇인지 아는가? 바로 모두 혈관 질환으로 사망했다는 사실이다.

혈관 질환의 가장 무서운 점은 '증상이 없다는' 것이다. 아무렇지도 않게 평소처럼 생활하던 사람을 어느 날 갑자기 저세상으로 보내버리니 참으로 무시무시한 질병이 아닐 수 없다.

우리가 건강하게 장수하며 돌연사하지 않으려면 반드시 혈관 관리에 주의를 기울여야 한다. 이제 겉으로 보이는 피부나 모발이 아니라 혈관도 청결하고 말끔하게 관리해야 한다.

한방흑초는 피를 맑게 하고, 혈관을 깨끗하게 만들어준다. 이 장에서는 한방흑초가 탁월한 효과를 보이는 혈관 건강과 혈관 질환에 대해 알아보자.

◆ 생명의 길, 혈관

혈관은 혈액을 심장과 체내 각 장기 및 조직 사이로 순환시키는 통로다. 크게 동맥(심장에서 나가는 혈액), 정맥(심장으로 들어오는 혈액), 그리고 이 둘을 연결해주는 모세혈관으로 나뉜다. 우리 몸 전체에 퍼진 혈관의 총 길이는 약 12만km에 달하며 일직선으로 연결하면 지구를 두 바퀴 반 정도 도는 거리에 해당한다고 한다. 동맥과 정맥의 길이는 거의 같지만, 혈액량은 동맥에서 20%, 정맥에서 80%의 비율로 흐른다.

심장에서 나온 혈액이 동맥, 모세혈관, 정맥을 거쳐 다시 심장으로 돌아오는 것을 혈액순환이라고 한다. 혈액의 순환 경로는 심장의 우심실에서 출발하는 폐순환(우심실-폐동맥-폐의 모세혈관-폐정맥-좌심방)과 좌심실에서 출발하는 온몸순환, 즉 체순환(좌심실-대동맥-온몸의 모세혈관-대정맥-우심방)으로 구분된다. 체순환과 폐순환은 분리된 과정이 아니며, 체순환을 거친 혈액이 이어서 폐순환을 거치고 다시 이를 반복하는 것이다. 즉 혈액이 온몸을 한 바퀴 도는 과정에서 심장을 두 번 거치는 셈이다.

건강한 사람의 경우, 혈액이 몸 전체의 혈관을 한 바퀴 도는 데 불과 35~50초밖에 걸리지 않는다고 한다. 그만큼 빠르게 흐르는 혈액이 온몸에 산소와 영양분을 공급해 우리의 건강을 지켜주는 것이다.

동맥, 정맥, 그리고 모세혈관

동맥은 심장에서 나온 혈액이 지나가는 혈관으로 몸속 아주 깊은 곳에 있다. 심장에서 힘차게 뿜어져 나오는 압력을 견뎌야 하므로 혈관벽이 내막, 중막, 외막의 세 겹으로 구성되어 두껍고 탄력이 좋다. 심장에서 나온 혈액은 대동맥을 타고 나가 중동맥, 소동맥, 세동맥까지 운반되고, 다시 모세혈관으로 이어진다.

온몸에 그물처럼 퍼져있는 모세혈관은 전체 혈관의 95%를 차지한다. 우리가 일반적으로 말하는 혈류는 바로 모세혈관의 혈액순환을 가리키는데, 그 속도는 상대적으로 느린 편이다. 심장에서 나와 동맥을 거친 혈액은 모세혈관을 따라가서 우리 몸 구석구석에 있는 60조 개 세포에 영양소와 산소를 운반한다. 모세혈관이 건강해서 혈액이 말초 모세혈관까지 꼼꼼하게 충분히 공급되면 세포가 활성화되고 재생능력이 향상돼 면역 기능이 강화된다. 그런데 모세혈관은 한 층의 막으로만 이루어져 있어 매우 얇고, 머리카락 굵기의 10분의 1에 불과할 정도로 가늘어 높은 압력을 이기지 못하고 쉽게 파열되곤 한다. 즉 심근경색, 협심증, 뇌졸중 같은 심뇌혈관 질환 없이 건강하게 장수하려면 모세혈관의 혈류 순환이 잘 이뤄져야 한다.

모세혈관을 타고 온몸 조직에 영양소와 산소를 운반한 혈액은 돌아오는 길에 이산화탄소와 노폐물을 회수하여 세정맥, 소정맥, 중정맥, 대정맥을 순서대로 거쳐 다시 심장으로 돌아온다. 정맥도

동맥과 마찬가지로 내막, 중막, 외막의 세 겹으로 구성되었지만, 중막의 두께가 동맥보다 얇아 쉽게 확장되고 더 많은 혈액을 저장할 수 있다. 정맥은 피부 가까이에 분포했으며 혈압이 낮은 편이다. 정맥혈은 동맥혈보다 흐름이 느리고 혈관 주변 근육이 운동한 힘을 이동한다. 특히 정맥에는 동맥과 달리 판막이 있어 정맥혈이 거꾸로 흐르지 않게 되어 있다.

혈액이 온몸에 골고루 돌아야만 우리 몸이 제대로 움직이고, 각 장기와 조직이 맡은 바 임무를 성공적으로 해내게 된다. 그래서 혈관을 '생명의 길'이라고 한다. 혈액이 순환하는 길인 혈관에 문제가 생기면 이는 곧 혈액순환 장애 및 혈관 질환으로 이어질 수 있다.

◆ 피가 잘 돌아야 건강해진다

한 건강프로그램에서 '만사혈통(萬事血通)'이라는 재미있는 단어를 본 적 있다. 모든 일이 뜻한 바대로 잘 이루어진다는 만사형통(萬事亨通)을 피를 의미하는 한자 '혈(血)'로 바꾸어 재미있게 표현한 것이다. 그만큼 깨끗한 피가 순조롭게 잘 돌아야 우리 몸 전체에 문제가 없다는 뜻이리라. 아닌 게 아니라 혈액은 사람이나 동물의 몸 안에 있는 혈관을 돌며 몸에 필요한 산소와 영양소 등을 운반하고 있으니 여기에 문제가 생긴다면 분명히 온몸의 '만사'에 문제가 생기는 것은 당연하다.

앞에서 이야기했듯이 우리 몸은 동맥과 정맥을 통해 매일 열심히 몸 전체에 혈액을 분배하고 다시 거둬들이는 일을 반복한다. 이를 통해 장기가 제대로 작동하고, 영양소가 필요한 곳으로 공급되며, 호르몬이 산성도를 조절한다. 몸의 어느 특정 부분이 혈액순환 장애를 겪으면 필요한 만큼의 혈액을 제대로 공급받지 못하게 될 수밖에 없다. 흡연이나 정적인 생활 같은 특정한 습관은 물론이거니와 임신이나 과체중과 같은 특정한 상태 역시 혈액순환 장애를 유발할 가능성을 높인다.

사실 현대인에게 혈액순환 장애는 아주 흔한 문제다. 현대사회를 사는 성인 중에 혈액순환 장애가 전혀 없는 사람은 없다고 해도 과언이 아니다. 우리 몸의 거의 모든 장기가 그러하듯 혈액도 순환에 무언가 장애가 발생하면 신호를 보낸다. 눈 밑의 다크서클이 짙어지고, 저녁이면 언제나 다리가 퉁퉁 붓고, 얼굴색이 점점 칙칙해져 간다면 혈액순환에 문제가 생겼다고 보면 된다.

혈액순환 장애의 시그널

가장 대표적인 시그널은 역시 '수족냉증'이다. 손발이 찬 냉증은 100% 혈액순환에 문제가 발생했다는 의미로 반드시 주의를 기울여야 한다. '손이 차면 마음이 따뜻하다'라는 말로 웃으며 넘길 일이 아니다. 혈액이 제대로 순환하지 못하면 그 따뜻한 열이 손끝과 발끝까지 도달하는 데 어려움을 겪고, 말초 혈관이 쉽게 수축한다.

열을 전달받지 못해서 그 부분의 체온이 떨어지는 것이다. 이런 사람은 여름에도 겨울처럼 손발이 차갑다. 손끝과 발끝은 소화기계 통과도 관련이 있어서 손발이 차가워지면 소화가 잘 안 되고 설사나 변비로 이어질 수 있다. 팔다리가 저리거나 쥐가 잘 나며, 여성의 경우 자궁에도 좋지 않아 생리통이 심해진다.

두 번째로 흔히 보이는 시그널은 피부의 변화와 부종이다. 얼굴이 전체적으로 칙칙해진다든지 다크서클이 더 진해지고, 사지의 색이 살짝 변했다는 느낌이 들면 혈액이 제대로 흐르지 않는다는 신호일 수 있다. 특히 발이나 종아리에 붉은빛이나 보랏빛의 자국이 생기지 않았는지 잘 보아야 한다. 발가락이 멍든 것처럼 보이거나 푸르딩딩한 색을 띨 수도 있다. 또 혈액순환 장애는 신장의 기능을 방해하므로 몸의 특정 부위에 염증을 유발한다. 자고 일어났을 때, 손이 부어서 주먹이 제대로 쥐어지지 않는다거나 침대에서 내려와 발을 땅에 내렸을 때 통증이 느껴진다면 부종 때문이다. 특히 심해지면 지방이 동맥의 혈류를 막아서 순간적으로 마비감이 느껴질 수도 있다. 마비감은 그 부분에 혈액이 아주 부족하다는 의미이므로 그냥 넘기지 말고 유심히 추이를 관찰하여야 한다.

이외에 탈모 및 손톱 약화, 정맥류, 피로, 상처 치유 지연, 감염 및 감기, 발기 부전, 협심증, 식욕 부진, 인지 기능 장애 등이 혈액순환 장애의 시그널로 꼽힌다.

혈액순환 개선이란 결국 혈류를 좋게 하기 위함이고, 이는 혈관을 깨끗하게 청소하는 것으로 이어지므로 혈액, 혈류, 혈관의 세 가지를 모두 근본적으로 개선하는 데 더 신경 써야 한다. 노파심에 서 한 마디 덧붙인다면 모든 질환을 무조건 혈액순환의 탓으로 돌 리기만 해서는 안 된다는 점이다. 혈액순환이 우리 몸에서 중요한 역할을 담당하기는 하지만, 해당 부위의 신경이나 조직 자체의 문 제일 수도 있으니 다각도에서 살펴야 한다. 시그널이 보인다면 혈 액순환을 개선하는 동시에 다양한 방면에서 문제를 개선하기 위한 적절한 조처를 해야 한다.

◆ 조용히 내 몸을 덮치는 혈관 질환

혈액은 우리 몸 곳곳에 산소를 운반하고 필요한 영양소를 보충 해 주며, 노폐물을 제거하는 역할을 한다. 혈액이 잘 순환해야, 즉 영양소, 산소와 이산화탄소, 노폐물의 물질 교환이 원활하게 이뤄 져야 우리 몸을 구성한 세포가 건강해질 수 있다. 만약 어떠한 문 제로 혈액이 잘 흐르지 못하면 심각한 질병이 유발될 수 있다. 문 제는 혈관이 시그널을 보이기는 하는데 장의 그것만큼 그렇게 직 접적이거나 두드러지지 않는다는 점이다.

혈관은 상처가 나서 피가 흘러나와도 혈관 자체가 통증을 호소 하지 않으며, 다른 장기나 조직을 통해 증상을 보인다. 이 때문에 혈관을 '침묵의 장기'라고도 한다. 혈관은 내내 침묵하고 있다가 한

번 사고가 나면 크게 나며, 심할 경우 몇 시간 안에 목숨을 앗아가기까지 한다. 혈관 사고로 발생하는 대표적인 질환인 뇌경색, 뇌출혈, 심근경색, 협심증 등도 사실은 뇌나 심장이 고장 나서가 아니라 혈관에 문제가 발생했기 때문이다.

또 혈관은 시그널을 보내는 시기가 꽤 늦다. 일반적으로 혈관은 50% 이상 막혀야 두통, 손발 저림, 어깨 결림 등의 다양한 증상으로 신호를 보낸다고 한다. 게다가 이런 증상이 나타나도 곧장 조처하는 사람은 그리 많지 않다. 기껏해야 주무르거나 찜질을 하고, 좀 쉬면 되겠지 하고 무심히 넘긴다. 하지만 이런 증상이 나타났을 때는 이미 원상태로 되돌리기에 늦었다. 그러므로 평상시 건강한 혈관을 지키고 혈액순환을 원활하게 하는 것이 가장 중요하다.

나와 함께 늙어가는 혈관

혈관 나이는 생리적 나이의 영향을 받으므로 젊은 사람이면 혈관도 젊고, 나이 들면 혈관도 늙는 것이 자연스러운 현상이다. 혈관은 우리가 아이일 때 가장 젊고 활력이 넘치며 폭도 크다. 내벽도 보드랍고 탄성이 좋아서 혈액을 운반하는 능력이 가장 뛰어나

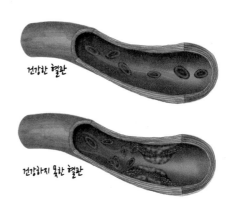

건강한 혈관

건강하지 못한 혈관

다. 그러니 각 기관과 조직에 산소가 부족한 일 따위는 없다. 어린 아이가 동맥경화나 심근경색에 걸렸다는 이야기가 없는 것도 바로 이런 까닭이다.

수도관이나 가스관을 오래 사용하면 내벽에 찌꺼기가 끼고 녹이 슬어서 물이나 가스 공급의 기능이 둔화한다. 혈관도 마찬가지다. 생리적 나이가 많아짐에 따라 LDL-콜레스테롤이나 중성지방 등이 혈관 벽에 들러붙기 시작한다. 혈관벽이 더는 부드럽지 않아 점점 딱딱해지고, 혈액을 온몸으로 운반하는 기능도 영 신통치 않다.

혈관 질환은 국민 질환

의학계에서는 혈관 질환의 발병률이 100%로 사실상 누구도 피할 수 없는, 일종의 '국민 질환'이라고 본다. 그도 그럴 것이 누구나 겨우 세 살 나이부터 혈관에 각종 찌꺼기가 쌓이기 때문이다. 보통 서른 살을 넘으면 혈관의 상태가 나빠지고 기능이 둔화하는 속도가 확 빨라진다. 그래서 60대의 혈관이 30대의 혈관 같은 경우는 없어도, 30대의 혈관이 60대의 혈관 같은 일은 분명히 있다. 다만 어떤 사람은 병으로 발전하는 속도가 빨라 일찍 발병하고, 어떤 사람은 병으로 발전하는 속도가 느려 늦게 발병하는 것뿐이다.

이 속도와 시기를 결정하는 요소는 바로 평소의 생활방식이다. 이미 여러 연구에서 건강한 생활방식이 혈관의 노화를 늦추고, 건강하지 않은 생활방식이 혈관의 노화를 가속화하는 사실이 증명되었다. 알다시피 현대인은 늘 바쁘게 일하고 지쳐있다. 또 건강에 좋지 않은 음식을 먹고 운동은 점점 더 안 한다. 이런 생활은 혈관의 노화와 훼손을 몇 배는 더 빠르게 만들며, 이런 상태가 계속되면 심혈관계 질환이 발생한다. 중노년 이후에 동맥경화, 뇌졸중 등의 심혈관계 질병이 많이 발생하는 것도 이 때문이다.

여기에서 중요한 것은 50대 넘어 발생한 혈관 질환이 어느 날 갑자기 생긴 것이 아니라 우리가 아주 어렸을 때부터 해온 생활 습관의 결과라는 사실이다. 그렇다고 너무 낙심할 필요는 없다. 지금까지는 어찌 살아왔든 이제라도 알고 문제를 인식했다면 바꿔야 한다. 좀 더 적극적으로 움직여 혈관 노화를 늦추고, 최대한 깨끗한 혈관을 유지해야 한다.

◆ 느리지만 무서운 동맥경화

흔히 대동맥을 고속도로, 세동맥을 일반도로, 모세혈관을 집 앞 골목길에 비유하곤 한다. 집 앞(세포) 골목길에 다른 자동차가 주차되어 있으면, 화물(영양소와 산소)을 실은 트럭(적혈구)이 집 앞까지 들어오기 어렵다. 물론 쓰레기(이산화탄소와 노폐물)를 수거할 쓰레기차도 들어오지 못해서 집이 순식간에 쓰레기장이 될 것이다. 우리는 골목길을 막고 있는 이 '다른 자동차'를 어서 치워야 한다.

이 '다른 자동차'가 바로 콜레스테롤, 중성지방, 인지질, 유리지방산 등이다. 원래 정상적인 혈관은 고무호스처럼 탄력이 있지만, 이런 것들이 혈관벽에 달라붙어 굳으면 혈관의 내면이 거칠어지고 벽이 두꺼워지면서 금세 탄력을 잃는다. 또 혈액이 흐르는 내부의 지름이 좁아져 혈액순환에 장애가 생기는데 이를 동맥경화라 한다. 동맥경화의 가장 무서운 점은 우리가 아주 어릴 때부터 알아차리지도 못할 정도로 무척 천천히 진행되지만, 일단 일이 터지면 곧바로 목숨을 앗아가거나 심각한 후유증을 남긴다는 사실이다.

동맥경화가 생기면 심장이 수축할 때, 동맥 혈관벽이 잘 늘어나지 않아 압력이 고스란히 혈관에 전해지는데 이것이 고혈압이다. 이렇게 혈압이 과도하게 높아지면 결국 모세혈관에도 큰 압력이 전달되는데, 동맥에서는 어찌어찌 버텼더라도 아주 얇고 가느다란 모세혈관은 이 높은 압력을 이기지 못하고 파열된다. 예컨대 뇌출혈은 머릿속 모세혈관이 파열된 결과다. 또 심장 근육에 혈액을 공급하는 관상동맥에 콜레스테롤이 쌓여 좁아지면 협심증, 심근경색과 같은 심혈관계 질환이 발생한다.

모든 원인은 동맥경화다

뇌혈관 질환인 뇌졸중은 우리나라 사람에게 암 다음으로 흔한 사망 원인이다. 뇌졸중은 아주 오래전부터 인류를 괴롭혀 온 질병이다. 한의학에서는 조금 더 넓은 개념으로 '중풍'이라고 불렀으며,

히포크라테스 역시 '갑자기 발생하는 마비'에 관해 기술한 바 있다. 사전적 정의는 '뇌 혈류 이상으로 말미암아 갑작스레 유발된 국소적인 신경학적 결손 증상'이다.

뇌졸중은 크게 두 가지로 나뉜다. 뇌혈관이 막힌 뇌경색(허혈성 뇌졸중)과 뇌혈관이 파열된 뇌출혈(출혈성 뇌졸중)이 그것이다.

뇌경색이 발생하면 뇌에 혈액이 공급되지 않아 짧은 시간 안에 뇌세포와 조직이 산소와 영양 부족으로 굶어 죽는다. 설사 응급치료가 잘 되어 목숨을 건지더라도 한쪽 몸에 마비가 오거나 실명, 시력 저하, 언어 장애 등의 후유증이 생긴다.

뇌출혈은 고혈압 때문에 발생하는 경우가 가장 많다. 뇌혈관이 어떤 원인에 의해 파열되면 혈액 공급이 차단되어 뇌신경이 손상될 뿐 아니라, 혈액이 뇌 속에 고여서 뇌 조직을 압박하거나 손상한다. 의식 장애나 운동 신경 마비, 감각 장애, 치매 같은 증상이 남는 경우가 많다.

심혈관계 질환은 심장과 주요 동맥에 발생하는 질환으로 그중에서도 관상동맥 질환인 심근경색과 협심증이 대표적이다. 관상동맥은 심근(심장 근육)에 영양소와 산소를 공급하는 혈관이다. 관상동맥이 막히면 심근경색이 발생한다. 동맥경화로 좁아진 관상동맥 벽에 눌어붙어 있던 찌꺼기가 혈액과 만나 혈전이 되고, 이 혈전이 혈류를 완전히 막아 심근이 괴사해 가슴에 쥐어짜는 듯한 극심한 통증이 느껴진다. 협심증은 동맥경화에 의해 관상동맥의 내부 지름이 좁아져 심장에서 충분한 혈액이 잘 흐르지 않는 병이다. 가슴이 조이는 통증이 생기며 심장 기능이 저하될 수도 있다.

동맥경화는 암과도 관련이 있다. 세계적인 면역학 권위자인 아보 토오루(安保徹)는 "암은 신진대사 이상으로 모세혈관으로 가는 혈류가 감소하는 것이 원인이 될 수 있다."라고 밝혔다. 혈관 전체의 95%를 차지하는 모세혈관의 혈류가 좋아지면 혈액 속 적혈구가 온몸의 세포 곳곳에 산소를 공급하고 체온이 올라간다. 당연히 세포가 활성화되고 재생능력이 향상하며 면역력이 강화된다. 이런 상황에서는 암세포가 활성화하지 않는다. 반대로 동맥경화로 혈관이 좁아져서 혈류가 나빠져 몸 곳곳이 저산소, 저체온 상태가 되면 암세포가 활성화한다.

◆ 혈관 건강 블랙리스트

심장 등 다른 기관과 마찬가지로 혈관도 적지 않은 수의 '천적'이 존재한다. 그 블랙리스트에는 고혈압, 고지혈, 당뇨, 비만, 흡연과 심각한 스트레스가 포함된다.

1. 고혈압 환자

혈압이 정상범위(80~120mmHg)보다 높으면 고혈압이라고 한다. 혈압이 높다고 해도 일상에서 느낄 수 있는 증상은 없는데 바로 이 때문에 무서운 것이다. 증상이 없다고 그냥 두면 여러 혈관 질환의 도화선으로 작용할 수 있다. 뇌혈관이 막히거나 터지면 뇌졸중, 심장에서 막히거나 터지면 심근경색이 되는 식이다. 고혈압 환자에게 혈관 질환이 발생할 확률은 일반인의 4~7배에 달한다.

2. 당뇨 환자

당뇨는 혈액의 포도당 수치가 지나치게 높아져서 발생한다. 그 위해성은 고혈압보다 작지만, 혈관 질환의 발생 범위가 훨씬 넓다. 당뇨로 동맥경화가 심해져 혈관이 막히거나 탄력이 떨어지면 다양한 혈관 질환이 발생할 수 있다. 당뇨 환자는 일반인보다 혈관 질환 발생률 및 사망률이 2~4배 정도 높다. 그러므로 정기적으로 혈당을 검사해서 확인하고 혈관을 보호해야 한다.

3. 고지혈증 환자

고지혈증은 대표적인 생활 습관병으로 동물성 지방의 과다섭취 등 식사 습관이 가장 큰 원인이다. 고지혈증 환자가 일으키기 쉬운 동맥경화성 혈관 질환은 크게 뇌혈관 질환(중풍)과 관상동맥질환(협심증, 심근경색)으로 나뉜다. 모두 다 동맥경화에 의해서 혈관이 좁아져 발생하므로 그 발병과 진행을 늦추려면 반드시 꾸준히 관리해야 한다.

4. 흡연인

흡연이나 지나친 음주는 성인병 예방 및 관리에 매우 좋지 않은 생활 습관이다. 특히 담배 속에 있는 니코틴을 비롯한 여러 독성물질은 직간접적으로 협심증 등 관상동맥질환의 위험성을 증가시킨다. 특히 직접흡연뿐 아니라 간접흡연 역시 동맥경화와 관련 있으므로 본인뿐 아니라 가족 등 타인을 위해서라도 반드시 삼가야 한다.

5. 비만한 사람

비만은 당뇨, 고지혈, 고혈압 등과 연관성이 높으며 혈관의 노화 정도를 크게 키운다. 남녀를 불문하고 단순히 아름다움을 위해서가 아니라 혈관 건강에 초점을 맞추어서 다이어트를 계획하고 실행해야 한다. 적절한 식이조절과 운동으로 적정 체중을 유지함으로써 체질량 지수와 허리둘레 수치를 정상범위 내에서 유지해 대사증후군을 피할 수 있다.

마지막으로 결코 무시해서는 안 되는 것이 바로 '정신 건강'이다. 옛말에 "한 번 웃으면, 10년 젊어진다."라고 했다. 여기서 젊어지는 것이 바로 혈관이다. 사실 불안감, 우울감 등 정신적인 부분이 혈관 건강에 직접적인 영향을 미치는가에 대해서는 충분히 밝혀진 바 없다. 다만 우울증 등이 순간적으로 혈압을 높이고, 스트레스가 혈당에 영향을 미칠 수 있으므로 혈관 건강에 간접적으로 영향을 미친다고 할 수 있다.

◆ 건강한 혈관 만들기

혈관을 깨끗하게 유지하려면 우선 과잉 영양소가 발생하지 않도록 해야 한다. 혈액이 모세혈관을 타고 온몸의 세포에 영양소와 산소를 전달한 후에 돌아오는 길에 각종 노폐물을 가지고 와서 콩팥으로 보낸 뒤 몸 밖으로 배출시키는데, 이때 영양성분이 과도하면

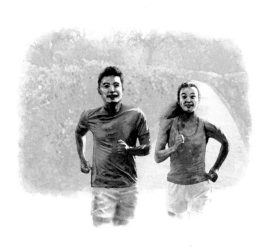

혈액이 걸쭉하게 오염되기 때문이다. 또 필요량 이상의 영양을 섭취하면 에너지로 사용되지 못하고 체내에 남아 혈액 등에 지방 형태로 쌓일 수 있다. 특히 동물단백질이나 지방이 많이 든 고열량 식사는 피해야 하며, 식이섬유는 충분히 섭취하는 게 좋다. 또 유산소 운동으로 혈액 속 당을 줄이고, 하루 30~40분 정도 숨이 찰 정도로 걸으면 좋다.

손뼉을 치거나 스트레칭, 느긋한 산책, 충분한 수분 공급, 심호

흡처럼 일상 속 간단한 움직임도 도움이 된다. 또 한 시간에 한 번 씩 자리에서 일어나 4분 이상 제자리걸음을 하면 다리 혈관의 혈액 순환이 잘 되어서 혈액 점성도가 높아지는 것을 막을 수 있다는 연구 결과도 있다.

다음은 한국지질동맥경화학회에서 제안한 건강한 혈관 만드는 방법이다.

건강한 혈관 만드는 법

1. 자기 혈압 알기

혈압이 80~120mmHg이면 정상, 90~140mmHg이면 고혈압이다. 그 중간이라면 경계성 전 단계 고혈압으로 적극적인 혈압관리가 필요하다.

2. 적정 콜레스테롤 수치 유지하기

착한 HDL-콜레스테롤이 부족해도, 나쁜 LDL-콜레스테롤이 많아도, 중성지방이 높아도 치료가 필요하다. 전체 콜레스테롤 수치가 정상이어도 LDL-콜레스테롤 수치가 높으면 좋지 않다.

3. 절주와 금연은 선택이 아니라 필수

과다한 알코올 섭취는 간 기능뿐 아니라 심혈관 질환에도 좋지 않다. 보통 에탄올 30㎖로 제한하는데 대개 어느 술이든 종류에 맞는 술잔으로 두 잔이라고 보면 된다. 흡연은 혈관에 핏덩어리를 만들어 혈관을 좁아지게 하고 각종 심장 및 혈관 질환을 일으키는 주요 원인이다. 하루 한 갑을 피우는 사람은 비흡연자보다 심장발작에 의한 사망률이 2배이고, 한 갑 이상 피우는 사람은 3배다. 또 말초혈관질환을 일으켜 어깨, 팔, 손과 다리에 피를 공급하는 혈관이 좁아져 팔과 다리가 저리고, 심하면 절단해야 하는 경우도 생긴다.

4 균형 잡힌 건강한 식사하기

영양소의 불균형이 없이 규칙적으로, 되도록 싱겁게 먹어야 한다. 비타민, 무기질, 식이섬유가 많은 채소와 과일, 해조류를 충분히 섭취하고 육류보다 생선이나 알류 등을 골고루 먹는다. 소금 섭취를 최대한 줄이며, 가공식품의 경우 대개 소금과 인의 함유량이 많으므로 적게 먹어야 한다.

5. 적절한 지방 섭취하기

동맥경화를 일으키는 콜레스테롤은 소고기와 돼지고기에 있는 동물성 기름과 버터, 쇼트닝 등의 포화지방산과 관련 있다. 되도록 동물성 지방의 섭취를 줄이고, 등푸른생선 등 불포화지방산을 적절히 섭취한다. 튀김이나 부침처럼 기름을 사용하는 조리법보다는 무침이나 드레싱으로 요리하는 편이 좋다.

6. 운동과 수면 관리

하루 30분, 주 4회 이상 꾸준히 운동하면 심장의 순환기능을 원활하게 해서 혈관을 확장하고 고혈압과 동맥경화에 도움을 준다. 우리 몸은 수면을 통해 회복하기 때문에 무척 중요하다. 하루 최소 6~8시간씩 충분히 잠을 자지 못하면 혈압과 심장박동수의 평균치가 올라가 고혈압을 유발한다.

7. 정상 체중 유지하기

보통 체중을 조절하는 것만으로도 혈압을 낮출 수 있는데, 체중 10kg을 줄이면 수축기 혈압이 5~20mmHg 정도 감소한다. 표준체중 유지, 규칙적이고 균형 잡힌 식사, 적당한 운동은 고혈압 관리에 도움을 준다.

[한국지질동맥경화학회 홈페이지 혈관건강백서 참조]

■ 나의 혈관은 얼마나 노화되었을까?

혈관의 생리 기능 및 혈관 질병의 위해성을 생각한다면 혈관을 젊은 상태로 유지하는 것이 곧 건강과 수명에 관한 일임을 알 수 있다. 상황을 제대로 파악해야 해결방법도 나오는 법이므로 우선 자신의 혈관이 얼마나 노화했는지 알 필요가 있다. 그 결과를 바탕으로 적절한 방법을 찾아 조절하기 바란다. 다음 내용에서 자신에게 해당하는 항목의 개수에 따라 혈관의 노화도를 알아보자.

✓ 혈관 노화도 체크리스트

☐ 20세 때 몸무게에서 10kg 이상 살이 쪘다.

☐ 패스트푸드를 일주일에 세 번 이상 먹는다.

☐ 하루 중 책상에 앉아있는 시간이 길다.

☐ 담배를 피운다.

☐ 다른 사람보다 먹는 속도가 빠르다.

☐ 등푸른생선을 그다지 먹지 않는다.

☐ 허리둘레가 남성 90㎝, 여성 85㎝ 이상이다.

☐ 채소나 과일을 거의 먹지 않는 날이 있다.

☐ 라면을 먹을 때 국물까지 모두 마신다.

☐ 저녁에 외식 또는 배달음식을 먹을 때가 많다.

☐ 케이크 등 단 음식과 청량음료를 좋아한다.

☐ 육류 요리나 튀김을 좋아해 자주 먹는다.

☐ 스트레스가 많은 생활을 한다고 생각한다.

☐ 탕류, 찌개류를 좋아해 일주일에 세 번 이상 먹는다.

☐ 걸어서 15분 이상 가는 거리는 택시 등 교통수단을 이동한다.

☐ 건강검진 때 혈압, 혈당, LDL—콜레스테롤 수치 중 어딘가에
   이상이 있었다.

☐ 수면 중에 코골이가 심하다는 지적을 듣는다.

☐ 담백한 맛보다 강한 맛을 좋아하는 편이다.

☐ 술을 좋아해 간이 쉬는 날이 거의 없다.

☐ 계단이나 언덕길을 오를 때, 숨이 차고 심장박동이 빨라진다.

☐ 인스턴트 및 가공식품을 일주일에 세 번 이상 먹는다.

☐ 휴일에는 대부분 방에서 특별한 일 없이 시간을 보내고, 외출은 하지 않는다.

☐ 가족이나 친척 중에 비만, 고혈압, 당뇨, 이상지질혈증으로 진단받은 사람이 있다.

☐ 가족이나 친척 중에 심장질환 및 뇌졸중에 걸린 사람이 있다.

테스트 결과 확인

0개	현재 생활을 유지하면 된다.
1-4개	혈관의 노화가 시작되지 않도록 분발이 필요하다.
5-9개	혈관 노화가 이미 시작되고 있으니 각별한 주의가 필요하다.
10개 이상	혈관이 상당히 노화된 상태며 질환이 발생할 우려가 있다.

[다카하시 히로시 저, 《혈관이 수명을 결정짓는다》 중 발췌]

▲ 부종이 심하면 혈관도 안 좋을까요?

우리 몸의 대부분은 수분입니다. 혈관이 손상되거나 혈압이 높아지면 수분이 혈관 밖으로 빠져나가서 몸이 부을 수 있습니다. 쉽게 이야기하면 몸이 부었다는 것은 혈관 부분의 수분이 정상보다 많아졌다는 의미입니다. 부종이 있으면 저염식으로 식사하고, 국과 찌개류는 건더기 위주로 먹어야 합니다.

▲ 뇌졸중도 유전인가요?

1~2촌 내에 뇌졸중 가족력이 있는 사람은 그렇지 않은 사람보다 뇌졸중 발생 가능성이 약 1.3배 높다고 합니다. 하지만 위험성이 높다는 것이지 모든 자녀에게 유전되는 것은 아닙니다. 그러므로 가족 중 뇌졸중 병력이 있다면 고혈압, 당뇨를 철저히 관리하고 생활 습관을 개선하는 데 주의해야 합니다.

▲ 미세먼지가 혈관에 악영향을 미칠까요?

머리카락의 굵기보다 작은 미세먼지가 몸 안에 들어가서, 특히 혈관에 들어가서 무해할 리 없습니다. 미세먼지에 오래 노출될 경우, 면역력이 급격히 저하되는데 호흡기 질환은 물론, 심혈관계 질환, 피부 질환, 안구 질환 등 각종 질병에 노출될 수 있다고 합니다. 특히 초미세먼지는 더욱 위험한 것으로 알려졌습니다.

▲ 추운 날 아침 운동은 안 좋을까요?

운동은 언제 하는가보다 지속해서 하는 것이 중요합니다. 방해받지 않고 꾸준히 운동할 수 있는 시간을 정해서 자신에게 가장 효율적인 운동시간을 선택하는 것이 좋습니다. 물론 혈관은 기온 변화에 민감합니다. 기온이 떨어지면 혈관이 수축하고, 기온이 올라가면 혈관이 확장됩니다. 건강보험심사평가원의 자료에 따르면 12월에 심근경색이 가장 많이 발생합니다. 또 기온이 1℃ 떨어질 경우, 심혈관 질환으로 인한 사망률이 1.72% 늘어난다는 연구 결과도 있습니다. 그러므로 너무 추운 날씨에는 야외활동이나 운동을 삼가는 편이 좋습니다.

▲ 동맥경화는 완치할 수 없나요?

이미 일어난 동맥경화에 대한 효과적인 치료법은 없습니다. 그러므로 더 이상의 진행이나 합병증을 방지하는 것이 더 중요합니다. 일반적으로 30세가 넘으면 혈액 속 지방 덩어리가 축적되는 속도가 빨라지므로 증상이 발생하기 전이라도 적극적으로 관리할 필요가 있습니다.

▲ 뇌졸중이 있으면 치매 확률이 높아지나요?

그렇습니다. 뇌졸중은 치매의 중요한 원인 중 하나로 반복적으로 발생하거나 뇌의 특정 부위에 발생하면 치매가 생깁니다. 갑작스럽게 쓰러지거나 마비를 일으키는 뇌졸중이 아니더라도, 뇌혈관 이상으로 오랜 시간 만성적인 뇌 손상이 있다면 치매 가능성이 큽니다.

이상의 내용은 한국지질동맥경화학회 홈페이지에서 발표한 혈관 건강에 관한 내용을 참조했다. 여기에는 이외에도 혈관 건강에 대한 다양한 지식과 권장 식단 등이 상세하게 설명, 제시되었으니 한번 방문해서 필요한 정보를 얻어 활용하기 바란다.

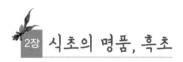

2장 식초의 명품, 흑초

혈액을 맑게 하고, 혈관을 깨끗하게 하는 데는 식초, 그중에서도 영양소가 훨씬 풍부한 흑초만 한 것이 없다. 식초는 고대에서부터 인류가 꾸준히 곁에 두고 조미료로, 약으로 두루 써온 발효식품이다. 식초는 소화를 촉진하고, 마시면 두 시간 안에 피로를 가시게 하며, 스트레스를 없애는 호르몬을 만들어내는 것으로 알려져 있다.

특히 '식초의 제왕', '식초의 보석'이라고 불리는 흑초는 인류가 만들어낸 최고의 식품으로 손꼽힌다. 기나긴 시간 동안 숨 쉬는 전통 항아리 안에서 자연 그대로 햇볕을 쬐고 바람을 맞아가며 발효한 흑초는 현대인의 건강 수요에 가장 알맞은 최고의 건강식품이다.

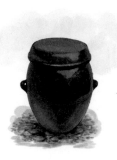

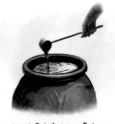

기나긴 시간 동안 숨 쉬는 전통 항아리 안에서 자연 그대로 햇볕을 쬐고 바람을 맞아가며 발효한 흑초

◆ 자연이 준 선물, 식초

자연이 준 최고의 선물, 기적의 물, 음식의 마에스트로……, 모두 식초를 일컫는 말이다.

식초는 특유의 향을 가진 신맛의 액체로 술에서 탄생한 발효식품이자 조미료다. 예로부터 음식의 맛을 내는 데 없어서는 안 되는 필수품이자 건강 발효식품으로 자리 잡았다. 술에서 만들어지는 특성 때문에 세계 각국을 대표하는 명주가 그 나라를 대표하는 식초를 탄생시킨 모태가 되기도 한다.

좋은 식초를 만들려면 우선 좋은 재료를 엄선하고 초산균의 먹이가 될 술을 빚어 발효시켜야 한다. 알코올 발효가 끝난 후에도 반드시 일정 기간 충분한 시간을 들여 숙성을 거쳐야 제대로 된 식초가 탄생한다. 조급한 마음으로 인위적인 무언가를 한다면 제대로 된 식초를 얻기 어렵다. 또 필요 이상으로 발효가 일어날 경우, 맛이나 색이 변질되며 심하면 쉬게 되어서 그간의 노력이 허사가 될 수 있기 때문이다.

공기 중의 효모와 초산균, 재료가 만나 적절한 시간이 흐르면서 자연스레 발효되어 식초가 되는 과정에서 사람이 하는 일은 거의 보조 역할에 가깝다. 천연발효 식초는 오롯이 자연 스스로, 자연의 속도로 만들어내는 것이다. 사람은 햇볕과 바람을 잘 맞도록 해서 균이 식초를 만드는 일을 도울 뿐이니 '자연이 준 선물'이라는 말이 틀리지 않는다. 식초의 효능이 알려지고 발효식품에 대한 관심이 높아지면서 전 세계적으로 식초 열풍이 불고 있다. 사람들의 기호에 맞춰 흑미, 허브, 매실, 바나나, 파인애플 심지어 고추까지 형형색색의 다양한 건강 식초, 과일식초, 식초 첨가 음료 등이 새롭게 등장하고 있다. 발사믹 식초의 맛과 효능에 매료된 사람들이 주산지인 이탈리아 모데나에 연평균 1,000만 명씩 방문하고, 일본이 장기불황 속에서도 세계 1위의 식초 시장으로 우뚝 선 것이 그 증거라 할 수 있다. 우리나라의 과일식초들도 해외 시장에서 큰 인기를 끌며 시장점유율을 점차 키우고 있다고 한다.

식초의 신맛은 입맛을 돋워 주어 영양 불균형과 탈수를 예방해 주기 때문에 여름철 요리에 많이 이용되고 있으며, 소스나 드레싱이 지역의 특성에 따라 발달하여 왔다. 약용으로도 이용되어 온 식초는 피로 해소와 소화를 돕고, 비타민과 유기산, 아미노산이 풍부하여 건강에 좋다는 것이 여러 연구를 통해 증명되었다.

내가 안타까운 것은 사람들이 식초를 정확히 이해하지 못하고, 무차별적인 광고에 홀려 마트 진열대 가장 잘 보이는 곳에 놓인 식초를 무심코 집어 드는 일이다. 자연이 준 선물인 식초는 공장에서 뚝딱 찍어낼 수 있는 것이 아니다. 그런 식초는 아무리 많이 마셔도 원래 기대했던 어떠한 효과도 손에 넣지 못할 것이다. 식초는 오직 자연의 힘으로, 자연이 만들어주는 대로, 자연의 모습 그대로 마셨을 때 가장 큰 효과를 볼 수 있다.

◆ 어떤 식초를 먹을 것인가?

아무리 몸에 좋다고 해도 꼼꼼히 따져 살펴야지 광고나 입소문에 휘둘려서는 안 된다. 식초가 좋다고 하니 여러 기업이 다양한 제품을 선보이고 있는데, 소비자가 똑똑하게 살피지 않으면 몸에 좋자고 한 일이 도리어 몸을 상하게 할 수 있으니 주의해야 한다. 일례로 2018년 11월에 식약처는 파인애플 발효식초 음료 등 '다이어트 표방 음료' 50개 제품을 수거해 검사한 결과, 실제로는 관련 성분이 전혀 없었다고 발표했다. 도리어 당 함량이 높으니 소비자의 주의가 필요하다고 당부했다. 똑똑하게 좋은 식초를 마셔서 건강을 챙기려면 우선 식초를 근본적으로 알아둘 필요가 있다.

양조식초, 합성식초, 그리고 천연발효 식초

우선 식초는 만드는 방식에 따라 양조식초(주정식초), 합성식초(화학식초), 발효식초의 세 가지로 나뉜다.

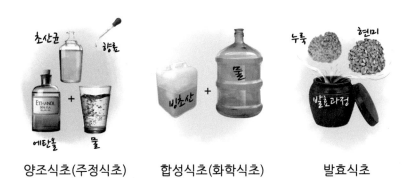

양조식초(주정식초)   합성식초(화학식초)   발효식초

첫째, 양조식초는 에탄올을 사용해 만들어낸 것이며, 몸에 해로울 것도 없지만 그렇다고 이로울 것도 없다. 우리가 마트에서 흔히 볼 수 있고 가정에서 주로 사용하는 식초다. 현재 시중에서 판매되는 양조식초는 에틸알코올에 초산균을 넣어 1~2일 만에 속성으로 발효시킨 후, 향을 첨가한 제품이 대부분이다. 몸에 유해하지는 않아도 신맛만 낼 뿐, 비타민이나 미네랄 등은 거의 없다.

둘째, 합성식초는 빙초산을 물에 희석하여 만든 식초다. 석유가 원료인 빙초산은 아무 영양소도 없을 뿐 아니라 피부에 닿으면 염증까지 일으킬 수 있다. 그런데도 1ℓ당 100원이라는 매우 저렴한 가격 때문에 시중에 유통되고 있다. 아주 양심적인 음식점을 제외하고는 고깃집, 냉면집, 분식집 등의 테이블 위에 놓인 식초병은 십중팔구 빙초산 희석액이라고 한다.

셋째, 발효식초는 과일이나 곡류 이외에 다른 성분을 추가하지 않고 오로지 천연 재료를 발효시켜 만든 것이다. 곡류가 술이 되는 알코올 발효를 1차로 하고, 다시 초산균으로 초산 발효를 2차로 진행해서 만든다. 이 때문에 항아리에서 6개월~1년은 발효해야 원하는 맛의 식초가 나온다. 따라서 영양의 차이도 다른 식초들과 확연히 구분된다. 다른 식초들에는 신맛을 내는 초산만 있는 반면, 천연발효 식초에는 초산뿐 아니라 사과산, 젖산, 구연산 등이 골고루 들어있다. 그래서 천연발효 식초는 요리할 때 쓰는 단순한 조미료가 아닌 건강식품이 된다. 이 책에서 우리가 주목하는 것도 당연히 천연발효 식초다.

세계의 식초

서양에는 예로부터 과일식초가 많이 발달했다. 와인 식초는 포도를 원료로 하는 와인을 초산 발효시킨 식초로 와인 식초를 참나무통에 넣어 숙성시킨 발사믹 식초가 대표적이다. 발사믹 식초는 단맛이 강해서 시지 않고, 농도가 진해 짙은 암갈색을 띤다. 오래 숙성시킬수록 풍미가 진하고 그만큼 값도 비싸다. 이탈리아 북동부 모데나가 원조다. 이외에 독일과 영국에서는 보리로 만드는 몰트 식초를 만들어 먹는다.

반면에 쌀농사를 많이 짓는 한국, 일본, 중국 등 동양에서는 쌀식초가 많다. 예로부터 우리나라에서는 여러 가지 곡물을 발효시켜 다양한 식초를 만들어 이용해 왔는데 그중에서도 현미로 만든 식초가 가장 많이 이용되었다. 현미 식초는 일반 쌀 식초보다 영양이 풍부하다고 알려졌다. 이외에 중국에서는 곡물로 담근 곡주를 증류한 소주, 즉 고량주를 이용해 쌀 식초나 향초를 만들었고, 일본은 대표 술인 사케나 현미를 이용한 흑초가 기후의 영향을 받아 발달했다.

　인류 최고의 조미료인 식초는 술을 근본으로 하므로 식초의 역사 및 전통 역시 술의 그것만큼이나 오래되었다. 고대 바빌로니아 고문서에는 "대추야자로 빚은 술을 발효시켜 식초로 만들었다."라는 기록이 있으며, 고대 로마에서는 클레오파트라와 귀족들이 건강과 미용을 위해 식초를 즐겨 마셨다고 한다. 고대 로마의 철학자 헤로도토스(Herodotos)가 기원전 440년경에 쓴 《역사》에서는 이집트 피라미드 건축에 동원된 노예들에게 식초 마늘을 먹였다는 기록이 등장한다. 히포크라테스는 식초로 상처를 소독했으며, 로마 군인들은 힘을 내기 위해 식초와 허브를 물에 타서 만든 포스카(Posca)라는 음료수를 마셨다. 또 14세기 서양에서 발병한 흑사병의 감염을 막는 비결로 식초가 사용되기도 했다. 1492년에 신대륙을 발견한 콜럼버스는 식초에 절인 양배추를 먹고 오랜 기간 항해하면서도 건강을 유지할 수 있었다.

　중국 주(周)나라에는 식초를 관리하는 직제를 따로 두었을 정도로 중요하게 생각했으며, 《본초도경(本草圖經)》에는 고려에서 가져온 다시마를 조리하는 데 식초를 썼다는 기록이 있다. 북송(北宋)의 도곡(陶穀)이 지은 《청이록(清異錄)》에는 '식초는 음식의 총관(總管)'이라는 내용이 등장한다. 남송(南宋)의 오자목(吳自牧)이 완성한 《몽양록(夢粱錄)》에서는 '매일 집안에 없어서는 안 될 것'의 하나로 땔나무, 쌀, 기름, 소금, 간장, 차와 더불어 식초를 꼽았다.

우리의 식초 역사

양조법이 삼국시대 이전부터 있었으므로, 식초도 그때부터 있었으리라 추측한다. 고려 말의 한의서인《향약구급방(鄕藥救急方)》에는 식초를 약으로 쓰는 법이, 조선의 실용지식서《규합총서(閨閤叢書)》에는 식초 제조법이 기술돼 있다. 또《동의보감(東醫寶鑑)》에도 "식초가 풍을 다스리고 고기와 생선, 채소 등의 독을 제거한다."라고 기록되어 있다.

우리나라의 전통식초는 쌀, 보리, 옥수수 등으로 만든 곡물식초인데 현미를 사용해 누룩으로 만드는 쌀 식초가 으뜸이었다. 조선시대 중기부터 가정에서는 부뚜막에다 '초두루미'라는 식초를 발효시키는 옹기를 두고 천연식초를 만들어 사용했다. 먹다 남은 막걸리를 초두루미에 담은 뒤에 입구를 솔가지나 볏짚으로 막아 부뚜막에 두면 시간이 흐르면서 자연 발효되어 식초가 되는 것이다. 곡물식초 외에도 과일을 재료로 한 과일식초를 만들어 먹기도 했는데 대표적인 것이 감식초다.

농촌 등 민가에 면면히 내려오던 전통식초 제조법은 일제강점기 이후 급격히 쇠퇴했다. 일제가 민가에서 집안 행사가 있을 때마다 직접 빚어 먹는 가양주(家釀酒)를 밀주로 보고 금지하는 '주세령(酒稅令)'을 시행하면서 전통 식초의 명맥이 끊어지고 말았다. 우리 땅을 점거하고 민족과 문화를 말살하려던 일제에 의해 선조들의 오랜 지혜가 담긴 음식문화마저 허망하게 무너진 것이다. 게다가 광복 후에 쌀이 부족해 쌀로 술을 빚지 못하게 한 '양곡관리법'이 시행되면서 그나마 구전으로 내려오던 식초의 명맥까지 완전히 끊기고 말았다.

1980년대 이후, 정부가 전통음식과 전통주 발굴에 나서면서 가양주 쇠퇴와 함께 잊혔던 천연발효 식초의 전통도 복원되기 시작했다. 최근에는 한국인 체질에 맞는 오곡 식초 등 여러 천연발효 식초가 꾸준히 개발되어 한국을 대표하는 식초로 부상하고 있다. 여기에 식초를 건강식품으로 보고, 그 효능에 주목하는 사람이 많아지면서 천연발효 식초에 대한 수요도 매우 커지고 있다.

◆ 식초로 지키는 건강

된장과 간장, 청국장, 고추장, 젓갈, 김치, 술, 식혜……, 우리에게 아주 익숙한 이 식품들의 공통점은 바로 발효다. 우리는 수천 년 동안 발효음식 문화를 이어오면서 그에 맞는 체질이 되었다. 발효음식을 먹을 때 한국인은 힘을 얻고 단단한 체력을 유지할 수 있다. 우리의 전통 발효식품은

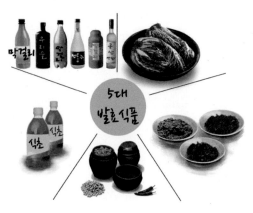

그 자체가 장수의 비법이며 슬기로운 조상들의 지혜가 담긴 건강식품이다. 일제강점기에 그 명맥이 잠시 끊기기는 했지만, 다시 전통음식과 건강에 대한 관심이 높아지면서 새롭게 부활하고 있다.

식초는 전통주, 김치, 젓갈, 장류와 함께 국내 5대 발효식품으로 꼽힌다. 다른 전통 발효식품도 그 맛과 영양으로 유명하지만, 그중에서도 아미노산과 폴리페놀이 풍부한 식초는 최고봉으로 평가받는다. 우리 선조들은 아주 오래전부터 식초를 식용 또는 약용으로 쓰며 가정의 필수품으로 상비했다.

율곡 이이의 건강십훈

고기는 적게 채소는 많이(少肉多菜)

설탕은 적게 과일은 많이(少糖多果)

소금은 적게 식초는 많이(少鹽多醋)

먹기는 적게 씹기는 많이(少食多嚼)

의복은 얇게 목욕은 자주(少衣多浴)

번뇌는 적게 잠은 깊이(少煩多眠)

말은 적게 실천은 많이(少言多行)

욕심은 적게 베풂은 많이(少慾多施)

화는 적게 웃음은 많이(少怒多笑)

가마는 적게 걷기는 많이(少車多步)

이상의 내용은 대학자 율곡 이이(栗谷 李珥)가 직접 만들어 실천한 '건강십훈(健康十訓)'이다. 정말 단 하나도 틀린 말이 없다! 그중에서 하나 눈에 띄는 지침이 바로 '소염다초', 즉 짜게 먹지 말고 몸에 좋은 식초를 즐기라는 대목이다. 이처럼 우리 선조들은 예부터 식초의 이로움을 알아보고 조미료이자 음료이자 약으로 썼다. 《동의보감》에도 쌀로 만든 식초를 가리켜 "성질이 따뜻하고, 옹종(종기)을 없애고, 어지럼증을 치료한다. 생선과 채소의 독을 없애고 혈량을 다스린다."라고 쓰여 있다. 실제로 우리 선조들은 쌀 식초의 이러한 특성을 활용해서 차가운 성질의 식품에 따뜻한 성질의 초를 양념으로 넣기도 하고, 따뜻한 성질의 식품에 역시 따뜻한 성질의 초를 넣어 치료식으로 활용하기도 했다고 전해진다.

중국에서도 식초를 일종의 '건강보조제'로 쓴 기록을 많이 찾아볼 수 있다. 《본초강목(本草綱目)》에서는 식초에 관해 이렇게 설명하고 있다. "기와 힘을 조절하고 경혈을 뚫어 소화 기능을 돕는다. 갈증을 해소하며 설사를 멈추고 체기를 가라앉히며 마음을 편안하게 한다. 장부(臟腑)의 기능을 조절하고 구토를 그치게 하며, 피부를 하얗게 만들고 소변이 잘 나오도록 한다."

현대인의 식초 건강

식초는 역대 노벨상을 자그마치 세 번이나 받았다. 1945년에는 핀란드 생화학자 아르투리 비르타넨(Artturi Virtanen)이 식초의 소화 촉진 작용을 발견하였고, 1953년에는 영국 생화학자 H. A. 크레브스(Hans Adolf Krebs)와 미국 바이러스학자 프리츠 A. 리프먼(Fritz Albert Lipmann)이 공동으로 젖산 분해를 통한 식초의 피로 해소 작용을 발견하였다. 이후 1964년에는 미국 생화학자 콘래드 블로흐(Konrad Emil Bloch)와 독일 페오드르 리넨(Feodor F. K. Lynen)이 공동으로 식초의 스트레스 해소 효과를 발견하여 각각 노벨상을 받았다. 한 가지 식품이 노벨상을 세 번이나 받은 일은 식초가 유일하다.

현재까지 알려진 바로 식초는 항균, 항산화, 항당뇨, 항암, 체중 감량 등의 효과가 있다고 한다. 또 체내에서 다른 영양소의 흡수를 촉진하고, 식도 역류를 예방하기도 한다. 일부 연구에서는 심장병 및 뇌 질환 예방에도 효과가 있다는 결과가 나왔다.

가장 대표적인 효능은 역시 '항산화'다. 일반적으로 건강이 나빠지는 까닭은 체내 산화물질 때문인데 식초 안에 있는 초산균이 이 물질을 제거하는 역할을 한다. 특히 과일이나 채소 등을 섞어 제조한 식초는 항산화 물질이 풍부하다고 한다. 구연산, 아미노산, 글루콘산, 호박산 등 수십 종의 유기산 등이 복합적으로 항산화 역할을 하는 것이다. 미국 건강협회의 자료에 따르면 식초에는 안티 에이징, 즉 항노화 작용도 있다고 명시되어 있다.

일반인들이 가장 궁금해하고 주목하는 효능인 '체중 감량' 역시 효과가 뛰어나다. 일반적으로 초산이나 산이 세포에 들어가서 체내에 산이 많아지면 이를 소비하려고 에너지를 활성화한다. 이것이 운동할 때 에너지를 소비하는 것과 비슷해 체중 감량 효과가 있다는 논문 결과가 있다. 물론 땀 흘려 운동하는 것과 똑같은 효과를 낸다고 볼 수는 없겠으나, 체내 에너지를 소비하는 데 식초가 일정 부분은 기능한다고 볼 수 있다.

◆ 식초의 제왕, 흑초

어르신들이 종종 "적당히 익히면 술이 되고, 더 익히면 식초가 된다."라고 말씀하시는데, 여기에서 더 익힌 것이 바로 '흑초'다. 검은 빛을 내는 식초인 흑초는 영양분이 많은 현미를 오랫동안 발효해낸 것으로 맛도 좋고 영양도 풍부해서 '식초의 제왕', '식초의 보석'이라 불린다. 흑초는 일반 식초와 달리 숙성 기간이 충분히 필요한데 이때 원액 속의 아미노산과 당이 점차 반응을 일으키며 색소가 생겨서 점점 검은 빛을 낸다. 숙성 기간이 길어질수록 색이 더 짙어지고, 맛과 향은 더 순해진다고 보면 된다. 그래서 요리에 주로 쓰는 다른 식초와 달리 먹기에 아주 어렵지는 않다. 또 식초가 흑초로 바뀌는 숙성 기간에 여러 영양소가 분해되어 우리 몸에 흡수되기 쉬운 상태로 바뀐다. 덕분에 소화가 어려운 현미밥보다 체내 흡수율이 높아 현미 속 영양소들을 고스란히 섭취할 수 있다.

현미를 자연발효해서 만든 흑초는 초산, 유기산, 칼슘, 철, 미네랄이 풍부할 뿐 아니라, 각종 아미노산까지 두루 함유했다. 이런 이유로 외국에서는 흑초의 영양학적 가치를 높이 평가해 최상의 건강식품으로 취급한다.

세계의 흑초

흑초 관련 자료를 구글링하면 가장 먼저 나오는 것이 바로 일본 가고시마 현의 흑초다. 이탈리아의 발사믹 식초나 중국의 라오천추(老陳醋)도 있지만 가고시마의 흑초가 더 잘 알려져 있다. 미국 음식칼럼니스트 칼 오레이(Cal Orey)는 저서 《자연이 준 기적의 물, 식초》에서 흑초가 200년 전에 일본에서 처음 만들어졌다고 소개했는데 사실 내 생각은 좀 다르다. 원래 백제의 양조기술이 일본에 전수된 것이고, 쌀로 빚은 술이 가고시마 지방의 기후에서 자연적으로 발효되었을 것이기 때문이다. 앞에서도 언급했듯이 식초는 자연이 만드는 것으로 사람은 크게 하는 일이 없다. 그러므로 가고시마에서도 무슨 대단한 연구를 해서 흑초를 개발한 것이 아니라, 그저 술이 자연스레 흑초가 된 것을 우연히 알아차렸다고 이야기하는 편이 더 옳다.

흑초 속 아미노산의 힘

몸이 개운하고 피부가 깨끗해졌다, 예전보다 훨씬 힘이 솟고, 피로감이 사라졌다, 어깨 결림이나 요통이 사라졌다……, 흑초를 꾸준히 마셨다는 사람들이 주로 증언하는 효과다. 이런 변화는 언뜻 별거 아닌 것으로 보여도 삶의 질을 향상하는 데 커다란 역할을 한다. 사실 이 모든 변화는 바로 흑초 속 아미노산의 힘이다. 흑초에는 다양한 영양 성분이 함유되었지만, 가장 중요한 것은 역시 아미노산이다.

우리 몸의 근육이나 내장, 혈액 등 주요 부분은 단백질로 구성되었고, 이 단백질은 다양한 아미노산으로 결합하였다. 아미노산은 면역물질의 성분이 되거나 뇌 기능을 활성화하고, 소장의 활동을 활발하게 해서 소화 흡수를 돕는다. 이런 이유로 항상 적정한 양의 아미노산이 합성되어야 정상적인 체내 활동이 가능하다. 우리가 필요한 아미노산 20종 중에는 체내에서 합성할 수 있는 것과 없는 것이 있다. 후자를 '필수 아미노산'이라고 하는데 총 8종이 여기에 해당하며 반드시 음식물 섭취를 통해 공급해야 한다.

놀랍게도 흑초에는 아미노산 20종 중의 17종이 함유되었는데, 그중 필수 아미노산은 무려 7종(발린, 메티오닌, 이소류신, 류신, 페닐알라닌, 리신, 트레오닌)이나 된다. 이외에도 필수 아미노산은 아니지만 10개 종류의 아미노산(히스티딘, 아스프라긴, 세린, 그루타민산, 글리신, 알라닌, 시스틴, 티로신, 아르기닌, 프롤린)이 함유되어 있다. 단백질을 구성하는 아미노산은 사람을 건강하게 만들고 힘이 솟게 한다. 운동 효율과 뇌 기능을 높이고 피부 건강과 다이어트에 효과를 발휘한다. 또 지방분해효소인 리파아제를 활성화하고 체내 콜레스테롤 수치를 떨어뜨린다. 체내에 아미노산이 부족하면 각 장기와 세포, 조직들이 제 기능을 하지 못하고 기력이 없다.

이렇게 중요한 필수 아미노산을 전부 음식물 섭취로만 공급하는 일은 삼시 세끼 먹을 시간도 없는 현대인에게 무척 어려울 수밖에 없다. 이때 흑초처럼 아미노산을, 특히 필수 아미노산을 거의 전부 풍부하게 함유한 식품이 큰 도움이 될 것이다.

흑초와 암

2003년 일본 가나자와 대학(金沢大學) 타나카 교수 연구팀은 흑초가 대장암 예방효과가 있다는 것을 동물실험에서 확인했다고 발표했다. 암이 인류를 위협하는 무시무시한 존재가 된 현대에 흑초에 항암 효과까지 있다는 소식은 정말 눈이 번쩍 뜨일 만하다. 연구팀은 흑초가 암세포에 어떠한 영향을 미치는지를 알아보기 위해 대장, 폐, 유방, 방광, 전립선 암세포에 흑초 추출물을 투입했다. 그랬더니 모든 암세포의 증식을 억제되었고, 흑초 추출물의 농도가 진할수록 암세포 억제 효과가 상승한 결과가 나왔다. 특히 대장 암세포의 증식 억제에 탁월한 효과를 보였다. 전문가들에 따르면 흑초 안에 있는 60여 종의 유기산이 대장 속 유해균의 성장을 막았기 때문이라고 한다.

해마다 암으로 사망하는 인구가 늘고 있고 대형병원들도 경쟁적으로 암센터를 세우지만, 암을 치유하기에 앞서서 암을 예방하려는 노력이 이뤄져야 한다. 나는 식초 문화 확산도 그중 하나라고 생각한다.

◆ 우리가 흑초를 마셔야 하는 이유

노벨상을 받은 영국의 식초 연구가 H. A. 크레브스 박사는 "하루 100㎎의 식초를 매일 섭취하면 평균 수명보다 남성은 10년, 여성은 12년 오래 살 수 있다."라고 했다. 최근 각종 언론에서 흑초가 주목받으며 새로운 건강식품으로 소개되고 있다. 흑초는 운동이 부족하고 피로하며, 정신적 스트레스에 시달리고 외식을 자주 하는 현대인들에게 없어서는 안 될 식품 중 하나다.

선뜻 식초 마시기를 시작하거나 습관으로 들이기 어려운 이유는 톡 쏘는 신맛에 아무래도 익숙해지지 않기 때문이다. 일반 식초보다 더 오랫동안 천천히 천연 발효한 흑초는 깊은 단맛과 감칠맛, 구수한 맛까지 적당히 느껴진다. 산도 역시 약 4.2% 정도로 일반 식초의 산도(약 6~7%)보다 낮다. 식초는 시다고 생각하지만, 흑초는 발효되면서 맛이 깊어져 음료로 마시기에 크게 부담이 없다. 게다가 일반 식초보다 미네랄은 3배 이상, 필수 아미노산은 10배 이상 함유되었으니 일거양득이라 할 수 있다.

나이가 들면 소화력도 떨어지고 이도 좋지 않아서인지 젊을 때

그렇게 좋아했던 고기가 싫어진다는 말들을 많이 한다. 이런 분들은 채식 위주의 식사를 해야 하는데, 너무 갑자기 식생활에 변화가 생기면 근육이 훅 빠져서 몸에 무리가 오고, 때에 따라 기력이 현저하게 떨어질 수 있다. 이때 흑초를 마셔서 필수 아미노산 및 각종 영양소를 섭취하면 좋다.

다음은 지금까지 알려진 흑초의 효능이다.

흑초의 효능

1. 혈액순환에 도움

흑초는 지방을 빨리 녹여 콜레스테롤 수치를 떨어뜨리는 데 효과적이다. 또 혈관벽을 강하게 만들어서 고혈압 및 동맥경화, 고지혈증, 콜레스테롤 등 성인병 예방에 좋다. 앞서 이야기한 것처럼 혈관이 깨끗해지면 체내에 혈액순환이 원활해지고, 온몸의 구석구석 혈액이 미치지 않는 곳이 없으므로 전체적으로 몸이 건강해질 수 있다. 항암, 항산화, 항당뇨 등의 효과도 전부 결국 혈액순환이 관건이다.

2. 스트레스와 피로 해소에 효과적

스트레스를 많이 받거나 몸을 많이 쓰면 근육이나 혈액에 젖산이 쌓인다. 젖산은 체내에 산소를 부족하게 하고 각종 근육통이나 무기력증, 수면 장애, 졸음 등의 현상을 일으킨다. 흑초에 함유된 각종 유기산은 젖산을 물과 탄산가스로 분해해서 피로를 빠르게 해소하고 각종 유해물질을 없애는 데 도움을 준다. 또 흑초의 주성분인 초산은 스트레스를 해소하는 부신피질 호르몬의 생성을 돕는다.

3. 살균과 식중독 예방

2단계 발효 과정을 거쳐 만들어지는 천연발효 식초는 그 자체로 매우 우수한 방부제이자 살균제다. 식중독균은 약산성과 알칼리성에서 가장 활발하게 번식하므로 음식에 흑초를 넣으면 미생물의 번식을 억제해서 식중독을 예방할 수 있다.

4. 소화 촉진 효과

흑초는 일종의 소화효소로 마시면 위액의 분비를 촉진해서 소화를 돕고 변비를 없앤다. 또 필수 아미노산의 체지방 연소가 활발해지면서 몸이 적극적으로 수분과 노폐물을 배출하려고 한다. 이때 장 운동이 촉진되어 불필요한 수분과 노폐물이 배출되면서 변비뿐 아니라 부종 해소에도 도움이 된다.

5. 지방 분해 효과

겉보기에 살이 찐 것보다 내장 쪽에 지방이 많이 쌓인 '내장지방형 비만'이 훨씬 위험하다. 내장에 쌓인 지방이 동맥경화,

고혈압, 당뇨, 혈전증 등의 심각한 병을 일으킬 우려가 있기 때문이다. 흑초에 함유된 펩타이드 속에는 지방 분해를 촉진하는 성분이 들어있다. 또 지방세포 형성을 방해하는 항비만 아미노산이 함유되어 있어서 비만을 방지하는 데 효과적이다.

6. 피부미용 효과

흑초는 일반 식초보다 필수 아미노산이 풍부해 피부를 탄력 있게 만들며 콜라겐의 생성을 촉진한다. 또 장의 활동을 도와 변비를 예방하는 기능이 있어서 변비로 인한 피부 트러블이 사라지고 혈액순환이 좋아져 얼굴색이 맑아진다.

이외에도 흑초 속 구연산이 칼슘, 철분, 마그네슘 등의 흡수율을 4배 정도 높이는 역할을 해서 골다공증 등 골관절 질병을 예방한다. 또 누룩곰팡이를 이용한 흑초는 천연 항생제 역할을 해서 자체 면역력을 강화할 수 있다.

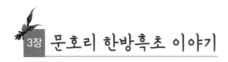

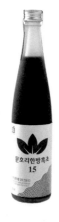

흑초는 운동이 부족하고 피로하며, 정신적 스트레스에 시달리고 외식을 자주 하는 요즘의 현대인들에게 없어서는 안 될 식품 중 하나다. 하지만 아무리 좋은 것도 제대로 알고 먹어야 한다. 상품명에 흑초라는 말만 붙어있다고 다 같은 흑초라 할 수 없다. 자연 발효 흑초는 기본적으로 대량 제조 및 생산이 불가능한 식품이다. 전체 발효 과정이 최소 1년 4개월은 너끈히 걸리기 때문이다. 흑초 자체도 훌륭한 식품이나 나는 좀 더 특별한 것을 찾았다. 채식과 소식을 하는 내게 가장 적합하고 효과적인 흑초는 바로 한방흑초였다.

◆ 더 나은 흑초를 위하여

나는 혈관 건강의 중요성을 인식하면서 식초 건강법을 떠올렸고, 일반 식초보다는 더 깊이 숙성된 흑초에 매료되었다. 물론 그냥 흑초를 직접 담가 먹거나 양조장에 가서 일반 흑초를 받아다 먹어도 되었을 것이다. 하지만 나는 좀 더 특별한 것을 원했고 더 높은 수준의 흑초를 찾기 위해 꾸준히 살폈다. 흑초 자체로도 훌륭하지만, 좀 더 업그레이드할 여지를 찾기 위해 우선 흑초의 제조 과정부터 면밀하게 분석했다.

전통 흑초는 현미와 누룩으로 담근 술을 전통 항아리에 자연 숙성시켜 효모 발효 단계를 거치고, 다시 초산 발효 단계를 거쳐 만든다. 이 과정에 정제수가 많이 들어가는데, 전국 곳곳의 식초 명인들의 글이나 강연을 보았더니 이 물이 참으로 중요했다. 대부분 지하수를 사용하거나 옛날 샘물이 솟아나는 곳에 우물을 파서 쓴다고 했다. 혹시 주변에 가축이 매몰된 적 있거나 가축시설, 공장 시설이 있는 곳의 물은 일절 쓰면 안 되었다. 흑초를 빚기 위해 사용되는 좋은 물은 단순히 맑고 깨끗한 물을 사용해야 한다는 개념을 넘어서 철분 함량이 낮고 약알칼리성을 띠며 미생물 활동이 없는 연수가 되어야 했다. 그렇게 중요한 물이니 그냥 물로 하기 보다는 영양을 더 담으면 어떨까 하는 생각이 들었다. 자연의 힘을 더 담고자 하는 내 머릿속에 떠오른 것은 바로 우리 산천에서 자란 산야초였다.

자연을 담은 흑초

사실 산야초 아이디어는 어느 날 갑자기 충동적으로 나온 것이라 할 수 없다. 거의 평생에 가깝게 '노 케미칼', 자연건강법을 지향해 온 나는 예나 지금이나 발효의 힘을 믿어 의심치 않는다. 우리가 사는 모든 환경은 각종 미생물로 가득하다. 이런 미생물 또는 효소의 힘을 빌어 내 몸에 맞는 것을 자연적으로 만들어내고, 이를 통해 내 몸을 건강하게 한다면 그것만큼 좋은 일이 또 있겠는가? 어떠한 인위적, 화학적인 처리도 배제한 채 오직 자연의 흐름에 맡긴 발효는 자연건강법을 지향하는 사람들이 놓쳐서는 안 될 중요한 키워드다. 그렇다면 우리 땅에서 우리 물을 먹고 자란 산야초 역시 발효해 먹으면 더 좋지 않을까 하는 생각이 지금의 한방흑초를 탄생시킨 것이다.

◆ 산야초를 연구하다

산야초란 우리의 자연, 산과 들에서 자생하는 식물을 일컫는 말이다. 우리가 길을 걷다 잡초라고 여겨 무심코 지나칠 수 있는 것도 있고, 이미 약성이 잘 알려져서 여러 방면으로 많이 사용되고 있는 것도 있다.

나는 흑초 제조 과정에 산야초를 끓인 물을 더해보겠다는 작은 아이디어 하나를 실현하기 위해 산야초를 열심히 연구했다. 사람은 죽을 때까지 공부를 멈추면 안 된다더니 정말 그러했다. 이미 자연건강법에 매료되어 꾸준히 채식과 소식, 노 케미칼, 요료법을 해 온 나이지만, 산야초는 또 새로운 분야였다. 제대로 공부해보니 그 깊이와 넓이가 상상 이상이었다. 공부할수록 모르면 '잡초'에 불과하지만, 알면 '약'이 된다는 생각이 들었다. 가장 고무적이었던 내용은 산야초 전문가들 역시 산야초를 100일 정도 발효하고 6개월 이상 숙성시켜 섭취하는 방법을 선호하고 추천한 것이다. 이는 흑초 제조과정과도 잘 맞아 떨어지고, 발효식품을 추구하는 내 생각과도 부합했다. 흑초에 산야초를 더하겠다는 생각은 분명히 실현 가능성이 있었다!

다음은 산야초의 놀라운 효능이다.

1. 혈액순환 촉진 효과

산야초는 효소 작용에 의한 신체 내부의 찌꺼기를 청소하고 정화 작용과 해독 작용을 하는 것으로 알려져 있다. 피와 조직을 깨끗하게 하며, 신진대사의 결과로 생긴 노폐물을 중화해서 혈액과 혈관을 깨끗하게 하고 혈액순환을 촉진한다.

2. 소화 촉진 효과

산야초즙을 내거나 발효해서 마시면 소화력이 향상한다. 아침 식사를 하면 체기가 드는 사람은 산야초즙을 꾸준히 마시면 좋다.

3. 노화 방지 효과

체내에 미량원소가 부족하면 노화가 빨라진다. 산야초 안에 있는 칼슘, 칼륨, 규소, 각종 유기 미네랄은 조직과 세포 속 생화학적 미량원소의 균형을 잡아준다. 또 산야초를 꾸준히 섭취하면 피부 노화를 방지하고, 피부를 더 건강하게 유지할 수 있다.

4. 비만 방지 효과

비만은 단백질, 지방, 탄수화물 등의 영양물질 과다로도 발생하지만, 효소나 비타민 미네랄이 부족해서 생기기도 한다. 산야초는 이런 부족한 요소를 보충해서 비만을 예방하고 다이어트에 도움이 된다.

5. 성장 호르몬 분비 효과

산야초는 특히 성장기 어린이들에게도 좋다. 산야초에 함유된 미네랄과 비타민 등이 어린이들의 면역력 강화 및 성장과 발육을 도울 수 있다. 산야초를 발효해서 꾸준히 복용하면 허약한 체질을 건강한 체질로 바꾸는 데 도움이 된다.

◆ 문호리 한방흑초에 담은 산야초

　흑초에 산야초를 더해보겠다는 결심이 섰으니 이제는 어떤 산야
초를 넣을 것인가가 중요했다. 앞에서 이야기한 것처럼 산야초는
각각의 특징이 있다. 어떤 것은 날로 먹어도 좋지만, 그 식물이 가
진 독성 때문에 숙성 과정을 거치지 않으면 먹을 수 없는 것도 있
었다. 따라서 아무리 좋은 것이라고 해도 완벽한 식품이 될 수 없
으니 신중해야 했다. 맛과 영양을 모두 따져가면서 최대한 무난해
서 남녀노소 누구나 먹어서 이로운 것을 찾았다. 또 흑초와 어우러
져 혈액순환과 혈관 건강에 최대한 유리한 것으로 선별했다.

　수많은 연구와 자문 과정, 허가 관청의 심의까지 거쳐 흑초에 들
어갈 15종 산야초가 결정되었다. 생강, 대추, 솔잎허브추출물, 둥
굴레, 두충, 더덕, 머루열매, 포도열매, 꼬리뽕잎, 감자, 칡뿌리,

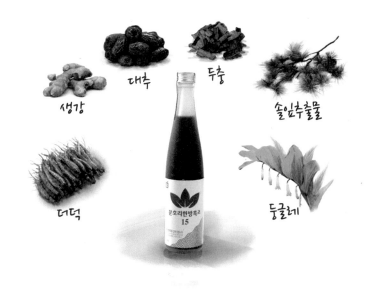

황기, 산마, 감초, 옥수수 씨앗이다. 다음은 문호리 한방흑초가 담고 있는 15가지 산야초의 효능이다.

1. 생강

소화액의 분비를 자극하고, 장 운동을 촉진하며 구역질과 설사를 다스리는 데 효과적으로 작용한다. 각종 병원균, 특히 티푸스균이나 콜레라균 등에 대해 강한 살균 작용을 한다. 산후병에 좋으며 꾸준히 마시면 간, 신장, 뼈를 튼튼하게 하고 몸을 따뜻하게 만드는 효과가 있다.

2. 대추

맛이 달며 독이 없다. 몸을 따뜻하게 해주며, 마그네슘이 함유되어 숙면에 도움을 주고, 비타민과 사포닌이 피로 해소를 돕는다. 심신 안정을 돕고 우울감이나 불안 증세를 잡는다고 알려져 있다. 《동의보감》에 따르면 속을 편안하게 하고 여러 약을 조화시키는 효능이 있다.

3. 솔잎허브추출물

비타민A를 많이 함유해서 혈액을 깨끗하게 하고, 중풍, 동맥경화, 고혈압, 당뇨병 같은 노인성 질환을 예방한다. 《동의보감》에서

는 솔잎을 오랫동안 먹으면 "늙지 않고, 원기가 왕성해지며, 머리
가 검어지고, 추위와 배고픔을 모른다."라고 했다.

4. 둥굴레

한방에서 둥굴레는 장기간 음용하면 노화를 억제하는 것으로 알
려져 있다. 즉각적이지는 않지만 혈당을 낮추고 당뇨를 완화하는
데 도움을 준다. 몸이 허하고 피로감이 크거나 빈혈이 있는 사람에
게 좋다.

5. 두충

두충나무의 껍질을 말린 두충은 맛이 달고 매우며 따뜻한 성질
이다. 간과 신장이 허해서 생기는 요통, 무릎 통증을 완화하는 데
효과적이며 혈압을 낮추는 데 도움이 된다. 이외에 항노화, 항알레
르기, 콜레스테롤 수치 저하, 면역 강화, 혈액응고 등의 기능이 보
고되었다.

6. 더덕

사포닌이 풍부하게 함유되어 과다한 콜레스테롤이나 체내 지방
성분을 녹여 배설하는 효능이 있으므로 꾸준히 섭취하면 혈액이
깨끗해지고, 혈액순환이 원활해진다. 또 혈압 수치 조절에 큰 도움

을 주어서 고혈압, 심근경색, 심혈관 질환 같은 성인병을 예방할
수 있다.

7. 머루열매

머루에 함유된 폴리페놀 및 레스베리트라는 탄닌 성분은 암세포
증식을 억제하는 항암효과가 있다고 알려져 있다. 또 탄닌은 중성
지방을 분해하고, 콜레스테롤을 제거해서 혈액순환을 원활하게 해
주며, 혈관질환 등을 개선해 성인병 예방에 도움을 준다. 눈 건강,
자양 강장 효과, 소화 촉진 작용도 보고된 바 있다.

8. 포도열매

포도는 비타민과 포도당이 풍부해서 피로 해소에 좋으며, 체내
의 노폐물을 배출시키고 몸속의 독소를 제거하는 데도 탁월한 효
과가 있다. 철분이 많아 빈혈에 효과적이며, 골다공증과 충치도 예
방한다. 더불어 이뇨 작용과 동맥경화, 심장병 예방에 좋고 항암효
과도 있다고 한다.

9. 꼬리뽕잎

한방에서 꼬리뽕잎은 이뇨, 폐결핵, 고혈압 등에 처방한다. 뼈를
튼튼히 하고, 혈액순환을 개선하며, 자궁암이나 난소암에 좋다고

알려져 있다.

10. 감자

감자에 많이 함유된 칼륨은 나트륨의 배출을 도와 고혈압 환자의 혈압 조절에 크게 도움이 된다. 또 다량 함유된 비타민C가 철과 결합하는 작용을 해서 빈혈을 방지한다. 감자에 함유된 탄수화물은 밥이나 고구마보다 낮고, 소화가 천천히 되어서 혈당치가 급상승하지 않으므로 당뇨가 있는 사람에게 특히 좋다.

11. 칡뿌리

맛이 달면서도 매우며, 뜨겁지도 차갑지도 않은 기운을 가지고 있다. 양기를 끌어올리고 설사를 멈추며 이질, 고혈압, 심장 관련 질환, 당뇨 등에 효과적이라고 알려져 있다. 최근에는 갱년기 증상 및 혈관을 튼튼하게 해주는 효능을 지닌 것으로 주목받고 있다.

12. 황기

한의학에서 황기의 가장 대표적인 효능은 보기(補氣)라 하여 인체의 부족한 기를 보충해주는 작용이다. 황기는 심근수축력을 강화해서 전신의 혈액이 원활하게 순환하도록 돕는다. 이외에 혈압을 낮춰주고, 소변의 배출을 돕는 효과가 있다.

13. 산마

산마에 함유된 사포닌은 콜레스테롤 함량을 낮추어 혈압을 내리는 데 도움이 된다. 또 혈당을 낮추는 효과가 있어서 고혈압이나 당뇨병이 있는 사람에게 좋다. 끈적이는 뮤신이라는 성분이 위장벽을 강화해서 소화성 궤양 등을 예방한다.

14. 감초

감초는 체내에 쌓인 노폐물이나 중금속과 같은 독성물질을 배출해주며, 식중독이나 약물 중독을 예방하는 데도 효과적이라고 알려져 있다. 또 콜레스테롤 수치를 낮추고 혈액순환을 원활하게 만들어서 고혈압이나 동맥경화 같은 질환을 예방하는 데 도움이 된다.

15. 옥수수 씨앗

옥수수 씨앗의 씨눈에는 필수 지방산인 리놀렌산이 풍부한데 이 성분은 콜레스테롤 수치를 낮춰 동맥경화와 성인병을 예방한다. 또 비타민E가 많이 함유되어서 피로를 해소하고 신체 노화를 막는 데 도움이 된다.

◆ 흑초, 산야초, 그리고 숨 쉬는 항아리

현재 지구상에 존재하는 산야초는 약 38만 종으로 추산되며, 이 중에서 우리 땅에 자생하는 것은 약 4,000여 종으로 알려져 있다. 이렇게 많은 산야초는 모두 우리 건강에 유익하게 이용될 소중한 자원이 될 수 있다.

산야초는 저마다 특수한 생리적 기능을 지니고 있어 자연 속에서 자신에게 꼭 필요한 양분을 흡수한다. 이 때문에 각각의 산야초는 그 영양 성분과 함유량이 모두 다르다. 산야초가 내포하고 있는 영양 성분의 특징은 토양의 질이나 계절 등에 따라서도 달라질 수 있다. 그러므로 한 가지 산야초만을 섭취하는 것보다 여러 가지 산야초를 함께 섭취하는 편이 자연 상태의 산야초가 가지고 있는 고유한 성분들을 골고루 받아들이는 데 유리하다. 전문가들에 따르면 산야초만 단독으로 한꺼번에 많은 양을 먹지 않도록 하고 반드시 다섯 가지 이상을 섞어 먹는 게 좋다고 한다.

'법제'로 효능을 올리다

마지막으로 나를 고민하게 만든 문제는 산야초를 식초와 결합해 흑초로 만들었을 때, 기존의 효능을 그대로 유지할 수 있는가였다. 결론부터 말하자면 이 문제는 여러 전문가에게 자문한 결과, 기우임이 밝혀졌다. 비밀은 바로 '법제(法製)'였다.

'법제'는 한방 전문 용어로 자연 상태의 식물이나 동물, 광물 등을 처리하는 과정을 일컫는 말이다. 법제하는 목적은 한약의 독성과 자극성을 없애고 안전하게 쓰기 위해서다. 또 법제함으로써 약재의 효능을 오히려 높일 수 있다. 약재에 따라 다양한 방법이 동원되는데 주로 물, 불, 기름, '식초'에 처리하거나 '발효'하는 방법을 주로 사용한다. 정리하자면 산야초를 식초와 함께 발효해서, 즉 법제함으로써 독성분이 사라지고 효능이 4~5배 이상 올라간다는 이야기다. 게다가 흑초는 장기 발효이니 발효할수록 독성을 빼고 효능을 올리는 효과가 훨씬 더 커진다. 내가 한의사도 아니고 나름대로 공부하기는 해도 한의학에 정통했다고 할 수 없는데 그저 그동안의 자연건강법으로 쌓은 경험과 깨친 생각과 가설이 완벽하게 맞은 것이다.

숨 쉬는 전통 항아리로 발효하다

"문호리 한방흑초는 현미 식초 베이스에 열다섯 가지 산야초를 달인 물을 전통 항아리에 함께 넣어 전통 방식 그대로 발효했습니다."

뿌듯함을 담아 상기된 목소리로 말하면 대부분 반응은 열다섯 가지 산야초에 관한 것이고 항아리에 대해서는 반응은 거의 없다. 전통 항아리라고 다시 한번 강조하면 대개 '항아리가 전부 전통적인 것 아닌가? 전통 항아리는 또 뭐야?'라고 생각하는 듯한 표정이

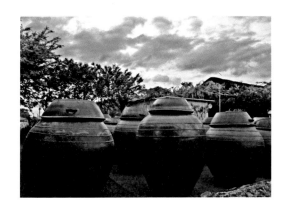

돌아온다. 사실 문호리 락토나 문호리 한방흑초 모두 참 알리고 싶은 부분이 바로 이 '전통 항아리'인데 아쉬울 따름이다.

우리가 흔히 보고 쉽게 구할 수 있는 항아리는 모양만 항아리일 뿐, 숨을 쉬지 못한다. 반면에 전통 방식으로 제대로 구운 항아리는 숨을 쉰다. 항아리를 굽는 가마는 온도가 1,200℃까지 올라간다. 그 과정에서 150~300℃에 수분이 제거되고, 300~400℃에 유기물질이 제거되며, 500~800℃에 결정수가 빠진다. 이때 결정수가 증발하면서 생긴 자리, 즉 항아리의 기공이 생겨난다. 항아리의 기공 크기보다 2,000배나 큰 빗물은 항아리 내부로 들어오지 못하지만, 항아리의 기공보다 작은 공기분자는 안팎으로 들고나며 순환한다. 즉 '숨 쉬는 항아리'가 되는 것이다.

문호리 한방흑초와 문호리 락토는 모두 숨 쉬는 전통 항아리에서 발효된다. 쉽게 구할 수 있는 흔한 용기가 아니므로 전국 어디든 전통 항아리가 있는 곳이라면 달려가 가져와서 발효 용기로 쓴다. 처음에는 전통 항아리라면 무조건 되겠다 싶어 가져왔는데 발효가 제대로 되지 않았다. 된장이나 고추장, 간장을 담던 것이라 그 균이 있어서였다. 지금은 전통 항아리 중에서도 깨끗해서 흑초 발효에 가장 적합한 것으로 가져와 쓴다. 문호리 한방흑초 제조장에 가면 전국 각지에서 공수한 전통 항아리가 너른 마당에 가득히 펼쳐져 있다. 알아서 자연적으로 발효할 수 있도록 어떠한 인위적인 조절도 더하지 않는다. 오직 흑초, 산야초, 그리고 전통 항아리, 이 세 가지가 문호리 한방흑초를 만든다.

◆ 한방흑초 건강법을 하려는 분들에게

지금도 뜻있는 분들이 전국 곳곳에서 정말 몸에 좋은 것을, 정직하고 깨끗한 방식으로 만들겠다고 애를 쓴다. 좋은 회사에 다니고 좋은 사업을 하다가도 일종의 사명감을 느껴 전부 포기하고 지방으로 내려가 고군분투하는 분들도 많다. 혼자 배우고, 연구하고 실험하고, 실패하면 잠시 낙담했다가 다시 도전한다. 하지만 안타깝게도 자연 건강식품 사업은 대부분 성공하지 못한다. 너무 많은 시간과 공력이 들어가는 데 비해 끈기 있게 꾸준히 하는 소비자가 많지 않은 까닭이다.

자연이 천천히 시나브로 변화를 만들어내듯, 자연건강법도 그러하다. 무릇 자연건강법이라 불리는 것은 한두 번 만에 눈에 띄는 변화를 만들지 않는다. 사전에 신중하게 살펴서 결정했으면, 6개월이고 1년이고 꾸준히 해야 한다. 그런데 다들 어찌 그리 급한지 조금 해보다가 눈에 확 띄는 변화가 없으면 그냥 포기하고 마는 분들이 많다. 어쩌다가 방송에 한 번 소개되면 수요가 우르르 몰리니 잠깐 반짝하지만 한 달도 못 버틴다. 그래놓고는 해당 건강식품이 자신에게 맞지 않는다는 둥, 텔레비전 방송이 너무 과장되었다는 둥 하며 금세 다음 목표물을 찾는다. 이제야 드디어 빛을 보나 싶어 한껏 고무되었던 개발자들만 허망할 뿐이다. 상황이 이러니 우리나라에서 건강식품 사업하시는 분들이 고전을 면치 못한다.

한방흑초 건강법은 시간이 필요하다

현미 고두밥을 지어 술을 빚고 식초를 만드는 데까지도 많은 시간이 걸리는데, 이것이 맛과 영양이 모두 깊은 흑초로 발효하려면 훨씬 더 많은 시간이 필요하다. 따뜻할 때나 서늘할 때나 햇볕을 한껏 받고 바람을 듬뿍 맞게 해줘야 미생물들이 열심히 일해서 발효가 이루어진다. 얼기 직전까지 차가워지고 깜짝 놀랄 정도로 뜨거워지기를 반복하면서 효능도 더 좋아지는 법이다.

한방흑초는 제조 과정뿐 아니라 효과를 보기까지도 시간이 필요하다. 적어도 4~5개월을 꾸준히 먹어야 혈액이 맑아져서 근본적으로 몸을 개선하고 효과를 느낄 수 있다. 건강에 아주 관심이 많은 사람 아니고는 그 시간을 진득하게 기다리려는 사람이 그다지 많지 않다.

문호리 한방흑초는 식초의 제왕 흑초에 15종 산야초를 달인 물을 숨 쉬는 전통 항아리에 함께 넣어 발효한 결과물이다. 감미를 전혀 하지 않고, 다른 첨가물은 일절 넣지 않았으니 달지 않고 당연히 신맛만 난다. 그러다 보니 처음 먹을 때는 아무래도 쉽지 않을 수 있음을 인정한다. 설탕과 각종 조미료에 익숙해져 버린 입에 조금 맞지 않을 수도 있지만, 그것이 건강한 맛이다.

매일 1:9의 비율로 따뜻하거나 차가운 물에 희석해서 마시다가 천천히 2:8, 3:7의 비율로 흑초 양을 늘리면 된다. 처음에 신맛이 너무 강하게 느껴진다면 식물성 유산균 음료인 문호리 락토, 꿀이나 과즙 등을 첨가해 먹어도 좋다. 어느새 물처럼 부드럽게 마시는 자신을 발견하게 될 것이다.

문호리 한방흑초는 지혜로운 자연이 준 선물을 정성이 담긴 전통 방식과 혁신적인 과학으로 빚은 엄선된 제품이다. 환경오염, 미세먼지, 스트레스……, 무병장수의 희망을 위협하는 요소가 너무 많은 이 시대에 가장 적합한 건강식품이다. 한방흑초 건강법을 결심한 모든 분에게 건강한 삶을 선물할 것을 자신한다.

4부

웅변 스피치 건강법

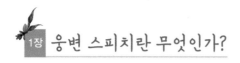

1장 웅변 스피치란 무엇인가?

나는 늘 스스로 웅변가라고 생각한다. 고등학교 시절에 시작한 웅변은 지금의 나를 만들고, 성숙하게 했으며, 언제나 더 나은 삶으로 이끌었다. 웅변을 한 덕분에 정치인으로서 더 성공적인 경력을 쌓을 수 있었고, 문호리팥죽을 창업하고 남다른 자세로 고객에게 최상의 맛과 서비스를 제공할 수 있었다. 웅변은 단순히 사람들 앞에서 마이크 잡고 혼자 이야기하는 것이 아니다. 정신과 육체가 하나 되어 타인과 교감하고, 그에게 내 생각을 전달해 이해하게 만드는 과정이다. 고도의 몰입이 필요한 웅변은 복잡한 사회에 사는 현대인이 자신을 향상하고 타인을 이끄는 최고의 문학예술이다.

◆ 웅변과 함께 한 삶

고등학교 시절부터 웅변을 시작했으니 웅변을 한 지도 벌써 45년이 넘었다. 당대 최고의 여성 웅변가를 아내로 맞이했으며, 웅변 교육가로 웅변책을 저술하고, 라디오 교육방송을 통해 후학 양

성에 매진했다. 또 웅
변으로 쌓은 연설 실
력으로 13대 대선 때,
정치계의 부름을 받
았다. 이듬해 13대 총
선 때, 영화배우이셨

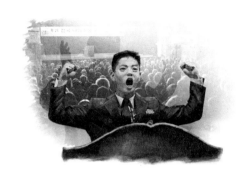

던 신영균 위원장의 보좌관을 하며 배운 많은 경험은 내 인생의 귀
중한 자산이 되었다. 이후에는 제1대 기초의회의원으로 당선되어
지역민에 봉사하고 정치인으로 활약했다. 웅변은 나의 운명이었
고, 백현진의 삶은 웅변과 함께했다고 해도 과언이 아니다.

　어렸을 때부터 관심이 있었던 웅변을 본격적으로 시작하자 더욱
매력적으로 다가왔다. 원래 나는 미술을 좋아해 전국 규모의 대회
에서 연이어 특상을 받으며 재능을 인정받았지만, 경제적인 이유
로 그만둘 수밖에 없었다. 그런 후에 선택한 특기가 웅변인데 미술
을 포기한 아쉬움이나 서운함을 느낄 새도 없이 빠져들었다. 미술
을 하면서 그랬던 것처럼 웅변 역시 최선을 다해 실력을 연마했다.
생각해보면 미술과 웅변은 서로 완전히 다른 분야 같지만, 두 가지
모두 자신을 표현한다는 공통점이 있다. 미술은 그림으로, 웅변은
말로 자신의 생각과 관념을 표현해서 보거나 듣는 사람을 공감하
게 만들고 감화시키는 예술이다.

　나는 웅변이라는 문학예술에 깊이 매료되었고 누구보다 열심히

했다. 웅변의 매력은 내가 선택한 말과 표정, 몸짓을 통해 상대방의 반응을 끌어내고, 그들의 생각까지 바꿀 수 있다는 데 있다. 32세의 나이로 서울시 중랑구의회 의원이 되고(1, 2대 의원 연임), 재임 시 전국 최연소 기초의회 의장까지 하면서 나는 웅변으로 다진 연설 실력과 청년회의소(JC)에서 숙련된 회의 진행법으로 능력을 인정받았다. 나는 웅변을 꾸준히 한 덕분에 상대방을 재빨리 파악하고 공감하는 데 능하고, 상대가 내 생각을 받아들이게 하는 데 익숙하다. 이는 웅변이나 정치뿐 아니라 일반적인 대인관계에서도 매우 효율적이고 꼭 필요한 기술이다. 웅변을 통해서 이러한 기술과 예의가 몸에 배었기에 당시 30대 초반의 내가 지역민과 선배 정치인들의 인정과 신뢰를 받을 수 있었다고 생각한다.

웅변은 사람을 키운다

웅변은 나를 더 나은 사람으로 키웠다. 웅변하면서 올곧은 사상과 행동이 내 몸에 배었으며, 웅변을 통해 말과 행동에 책임지는 정변(正辯)을 배웠다. 촉망받는 젊은 정치인이었던 나는 어느 순간, 뒤도 돌아보지 않고 정치판을 떠났다. 현실 정치에서는 상황에 따라 적당히 휘어지기도 하고, 뜻에 맞지 않아도 모른 척할 줄 알아야 하는데 나는 그렇지 못했다. 중학생 때부터 한문을 좋아했고 신문 사설을 탐독하며 원고를 쓰면서 바른 태도와 언행에 길든 나는 현실 정치와 어울리지 않고, 내 성정은 오히려 정치에 방해가 되었다. 하지만 부러질지언정 굽힐 수 없었다. 나는 정치하는 동안 돈 앞에 고개 숙인 적 없고, 권력 앞에 무릎 꿇은 적 없었다. 나올 때도 제 발로 걸어 나왔고, 지금까지도 그때의 선택을 후회하지 않는다. 정치인으로서의 타이틀보다 웅변으로 향상된 내가 더 자랑스러웠기 때문이다.

웅변을 잘하려면 앞에 있는 청중을 재빨리 파악해야 한다. 이는 상대방에게 지대한 관심을 기울여 그를 이해하고 정확한 해법을 찾아야 가능한 일이다. 문호리팥죽을 찾아주시는 고객에게 진심과 정성을 담아 서비스해서 다시 찾고 싶은 곳을 만드는 것도 전부 웅변으로부터 시작되었다.

어렸을 때부터 꾸준히 웅변에 매진했을 뿐인데 나는 어느새 더 나은 사람이 되어 있었다. 노자는 "남을 아는 사람은 지혜롭고, 자기를 아는 사람은 밝다."라고 했다. 웅변이야말로 남을 알고 자신을 알게 하는 최고의 수련이다. 더 많은 사람이 웅변을 통해 더 나은 자아를 만들고, 스스로 자신을 키워 향상하기를 바란다.

◆ 탁월한 웅변가가 세상을 이끈다

서양에서는 '웅변의 역사가 곧 민주주의의 역사'라는 말이 있다. 역사는 수많은 웅변가를 배출했고, 그들의 탁월하고 감동적인 웅변은 대중을 결집해 길이 남을 역사를 만들었다. 웅변은 일찍부터 민주주의가 발달했던 고대 그리스에서 시작되었다. 수사학(修辭學)이라는 이름으로 불린 웅변은 남을 설득하고 그에게 영향을 끼치기 위한 언어기법을 연구하는 학문으로 당시의 자유 시민이 반드시 갖추어야 할 교양 중 하나였다.

소크라테스는 변론수사학교를 설립해서 제자들을 가르쳤고, 플라톤은 아카데미아를 열어서 철학을 바탕으로 진리를 추구하는 웅변을 지도했다. 고대 그리스에서 시작된 수사학은 고대 로마로 이어지면서 더 깊이 발전했다. 교육받은 계층은 입법자와 정치가가 되기 위해 수사학을 배웠고, 그리스의 그것보다 좀 더 구체적으로 연설문 작성법까지 개발했다. 로마가 몰락해 공공광장이 사라지면서 수사학은 신학자들이 교회의 교리를 전파하는 데 사용되었다.

역사를 움직인 웅변

이후 수사학은 잠시 쇠퇴기를 겪었다가 근현대에 들어오면서 연설이라는 이름으로 다시 부흥했다. 특히 제1, 2차 세계대전을 겪으면서 정치인들이 애국심으로 자국민의 단합을 호소하는 수단으로 사용하였다.

아돌프 히틀러(Adolf Hitler)는 변화를 갈망하는 수많은 독일인 추종자를 사로잡는 강력하고 매혹적인 연설가였다. 그는 실의에 빠진 사람들에게 더 나은 삶과 새롭고 영광스러운 독일을 약속했다. 냉혹하고 잔인한 지도자였지만 워낙 뛰어난 연설 덕에 수많은 지지자를 끌어모았다. 반대편인 자유민주주의 진영에는 윈스턴 처칠(Winston Churchill)이라는 탁월한 연설가가 있었다. 그는 승리 말고는 아무것도 취하지 않겠다고 힘주어 말하면서 성큼 다가온 전쟁 앞에 당황하고 두려움에 쌓인 영국인들을 단합시켰다. 또 처칠은 방송 연설을 통해 그동안 유럽의 전쟁을 관망하는 자세를 유지하던 미국의 참전을 끌어냈다.

현대에도 탁월한 연설이 시대의 한 획을 그으며 사람들의 뇌리에 남았다. 케네디(John F. Kennedy)의 시인 로버트 프로스트(Robert Frost) 추모 연설, 마틴 루서 킹(Martin Luther King)의 워싱턴 대행진 연설, 빌 게이츠(Bill Gates)의 하버드 대학 졸업식 연설, 오바마(Barack Obama) 대통령의 총기 난사 희생자 추도식 연설……, 수많은 웅변가의 심금 울리는 연설이 시간이 흐른 후에도 꾸준히 회자하고 있다.

웅변으로 나라를 지키다

우리나라 웅변의 태동은 독립운동가 선열들이었다. 올바른 생각과 정변이 몸에 밴 탁월한 웅변가들은 늘 사회와 시대를 주도했다. 지난 2019년 3월 1일에 '3 · 1운동 100주년 기념식'이 성대하게 개최되었다. 기념식을 보면서 나는 우리의 독립운동가 선열들이야말로 조국을 위해 목숨을 아끼지 않았던 참으로 위대한 웅변인이었다는 생각을 했다. 활용할 수 있는 다른 매체가 거의 없던 일제강점기 시절에 뜻있는 분들의 웅변이야말로 민족의 자긍심을 고취하고 단결시키는 최고의 수단이었을 것이다.

1918년 11월에 만주에서 해외에 나가 있던 저명인사 39명이 서명한 〈대한독립선언서(大韓獨立宣言書)〉가 발표되었다. 1918년이 무오년(戊午年)이어서 〈무오독립선언서〉라고도 한다. 우리나라 최초의 독립선언서인 〈대한독립선언서〉는 당대의 문장가로 이름 높던 조소앙(趙素昂) 선생이 작성한 것이다. '섬은 섬으로 돌아가고, 반도는 반도로 돌아오게 할 것'을 요구한 이 글은 지금 읽어봐도 논리정연하고 구구절절 감동적이다.

얼마 후인 1919년 1월 6일, 조선기독교청년회관에서 한국 유학생 678명이 참석한 웅변대회가 열렸다. 하지만 이는 눈속임이며 재일 유학생들은 웅변을 통해 민족자결주의 원칙에 따라 한국의 독립을 일본 내각과 각국의 대사관 및 공사관에 청원할 것을 결의했다. 그리고 한 달 뒤인 2월 8일, 역시 조선기독교청년회관에서 '조선유학생학우회' 정기총회가 열렸다. 이 자리에서 조선청년독립단의 이름으로 대표 11명이 서명한 독립선언서가 낭독되었다. 이때의 2·8 독립선언으로 유학생 10명이 체포되었으며, 나머지 유학생들은 전원 귀국할 것을 결의하고 3·1운동에 합류했다.

기미년(己未年)인 1919년 3월 1일에 서울에서 '기미독립선언서'를 발표하며 시작된 만세시위가 점차 전국으로 번져갔다. 전국 곳곳의 번화한 거리에서, 장날에 장터를 중심으로 사람들이 모이면 뜻있는 분들이 나서서 독립선언문을 낭독했다. 그 감동적이고 설득력 있는 낭독에 감동한 우리 민족은 자발적으로 만세를 불렀다. 해방 후, 훌륭하신 웅변 선배님들의 노력으로 대한민국 웅변협회가 창립되면서 웅변인들의 명맥이 유지되었다.

현대에서도 우리나라에 정치적으로 어려운 일이 있을 때마다 사람들이 모인 곳이면 늘 웅변가, 연설가들이 있었다. 헌법 정신에 따라 민주주의와 자유를 수호하기 위해 뒷일을 걱정하지 않고, 마음속 깊은 곳에서 우러나오는 진심을 외쳤다. 대중은 그 호소에 화답했고, 그랬기에 오늘날의 대한민국이 있을 수 있었다.

◆ 웅변 스피치, 신언서판을 기르는 법

중국 당태종(唐太宗)은 과거에 급제한 인물들을 바로 등용하지 않고 반드시 신언서판(身言書判)의 네 가지 기준을 평가한 연후에 관리로 등용했다고 한다. 즉 바르고 단정한 생김새(身), 조리 있게 말하는 능력(言), 정갈한 글씨와 문장력(書), 정확한 판단력(判)을 두루 살핀 것이다. 무려 1,500년 전의 중국 황제가 내세운 기준이지만, 현대에 좋은 인재를 판별하는 기준과 크게 다르지 않다. 단정한 용모, 기분 좋은 말솜씨, 알기 쉬운 글솜씨, 빠르고 정확한 판단력을 갖춘 사람은 누구에게나 환영받는 법이다.

요즘은 정통 웅변보다 '스피치'라는 명칭이 더 많이 들린다. 예전의 웅변이 특정한 상황에서 연사가 되어 청중들을 향해 이야기하는 것이었다면, 스피치는 좀 더 다양한 상황에서 소통의 기술로 쓰인다. 정통 웅변을 좀 더 실용화한 것을 스피치라 볼 수 있다. 어차피 그 원리와 형식, 응용방식이 유사하므로 '웅변 스피치'라 해도 무방하겠다.

웅변 스피치는 신언서판을 실현할 수 있는 가장 좋은 방법이다. 웅변 스피치를 꾸준히 훈련해서 신언서판을 어느 정도 갖춘 사람은 남들 앞에 서서 이야기하는 일이 그다지 어렵지 않게 된다. 오히려 말하면서 생각의 물꼬가 트이고, 말이 술술 나오며, 내면에 잠재된 힘이 분출되는 카타르시스를 느낄 수 있다.

신(身): 바르고 단정한 생김새

여기서 말하는 생김새는 단순히 외형적인 미(美)가 아니라 자신감이 넘치는 호감형, 즉 '부드러운 카리스마'를 갖춘 첫인상을 가리킨다.

웅변의 기초는 우렁찬 발성이고, 우렁찬 발성은 허리를 꼿꼿하게 편 바른 자세에서 나온다. 바른 자세로 서면 단순히 커다란 소리가 날 뿐 아니라 소리에 자신감이 배어 나온다. 웅변학원을 할 때, 나는 학생들에게 언제나 바른 자세를 강조했다. 자세가 흐트러지면 집중력도 깨지고, 말에 두서가 없어지기 때문이다. 성악가들은 늘 척추를 곧게 펴고 있다. 그래야 숨이 지나가는 길목에 막힘이 없어 발성하는 데 유리하기 때문이다. 그만큼 자세가 호흡과 발성에 중요하다.

허리를 바로 세우고, 가슴을 자연스럽게 펼치며 목을 약간 끌어당기는 바른 자세는 척추의 본래 형태를 그대로 유지하는 자세와 정확하게 일치한다. 이런 자세로 이야기하면 자기도 모르게 자신감이 생기고 표정이 좋아진다. 이는 곧 대인공포증이나 연단공포증을 완화하는 데 도움이 된다. 사람들 앞에만 서면 떨려서 실력을 제대로 발휘하지 못한다는 사람이 많다. 이 문제를 해결하는 방법은 결국 많이 해보는 것뿐이다. 남 앞에 서서 말하는 연습을 반복하고, 그마저도 힘들면 웅변 단문 원고를 들고 낭독하는 것부터 시작해야 한다. 그렇게 조금씩 스스로 벽을 허물어 가며 꾸준히 연습하면 어느새 다른 사람들 앞에서도 한결 편하게 말하는 자신을 발견하게 될 것이다.

언(言): 조리 있게 말하는 능력

웅변을 계속해 온 사람은 정변, 즉 신뢰할 수 있는 바른말을 한다. 과장되거나 진실하지 않은 헛소리 따위는 하지 않는다. 늘 올바르고 정확한 내용을 바른 언어로 전달하는 것이 몸에 배어 타인이 기꺼이 신뢰할 만한 사람이 될 수 있다.

똑같이 자기소개해도 어떤 사람은 일목요연하게 말하는 사람이 있는가 하면 이름만 말하고 나면 별 할 말이 없는 사람도 있다. 말할 거리를 찾아내지 못하기 때문이다. 웅변 스피치를 훈련하면 무엇을 말할 것인지, 즉 말할 거리를 찾아내는 능력이 생긴다. 또 웅변 스피치를 훈련하면 말할 순서를 잘 짜서 횡설수설하거나 동어 반복을 하지 않으며, 말하다가 갑자기 머리가 하얗게 변하는 일이 없다. 마지막으로 웅변 스피치를 훈련하면 말의 마무리를 잘 짓는다. 말을 잘하다가도 어떻게 마무리할지 몰라서 흐름이 뚝 끊긴다든지 어색하게 끝낸 경험이 있다면 웅변 스피치 훈련이 큰 도움이 될 수 있다.

말만 번지르르하다, 입만 살았다……, 우리나라에서 이런 말들이 칭찬이 아니며 달변가는 그리 환영받는 부류가 아니었다. 하지만 세상이 바뀌었다. 자신을 드러내고 알리는 '자기 PR 시대'에 침묵은 종종 금이 아니라 독이 될 수도 있다. 말해야 할 때, 잘 말하는 게 '미덕'인 시대다. 특히 정치인이나 CEO처럼 한 마디, 한 마디가 주목받는 사람에게는 화술이 필수 능력이다. 혼자 아무리 연구를 많이 하고 아이디어가 넘쳐도 이를 잘 표현하지 못한다면 아무 쓸모가 없다. 바야흐로 말 잘하는 사람이 주목받는 시대다. 직업과 지위 고하를 막론하고 말로서 사람을 감동하게 하는 이가 인정받는다. 국제중, 특목고, 대학 등의 입시에서 면접 또는 스피치 능력을 전형에 포함하는 곳이 늘어나는 것도 바로 이런 이유다.

서(書): 정갈한 글씨와 문장력

보통 언어를 말과 글로 나누지만, 이 둘은 결국 하나다. 좋은 글을 쓰는 사람은 말도 잘하고, 말을 잘하는 사람은 글도 잘 쓴다. 하나만 잘하더라도 조금만 훈련하면 금세 나머지 하나까지 능통하게 된다. 말이나 글은 습관을 반영하므로 끊임없이 훈련하지 않으면 안 좋은 습관이 다시 나오기 마련이다. 성실하게 연습하고 연구해서 몸에 배도록 훈련, 또 훈련하는 사람만이 좋은 말과 글을 구사할 수 있다. 둘 중 하나를 먼저 훈련한다면 글쓰기보다는 말하기가 훨씬 쉽다. 유년 시절 기억에 남는 일을 이야기해달라 하면 막힘없이 술술 말하면서도, 글로 써달라 하면 난색을 보이는 경우가 대부분이다. 그래서 말하기와 글쓰기를 가르치는 선생님들은 보통 말을 먼저 해보고 글을 쓰라고 한다. 머릿속 생각을 정리해 명쾌하게 말하려면 우선 생각 정리부터 시작해야 한다. 생각을 정리해 표현하는 말이 하나의 문장으로 완성되고, 이는 곧 글이 될 수 있다. 말하기, 즉 웅변 스피치를 꾸준히 연마하면 생각을 정리하고 이를 말하는 과정이 더 편안하고 빨라질 것이다.

말을 잘하려면 다양한 소설, 에세이, 신문 등 다양한 글을 읽어서 말의 재료를 많이 비축해야 하는데, 좋은 글을 읽고 그 내용을 정리하는 과정 자체가 하나의 말하기 훈련이 될 수 있다. 나 역시 웅변을 더 잘하기 위해서 매일같이 신문 사설을 읽고 거기에 등장하는 모든 한자를 읽고 쓰면서 공부했다. 이때의 배움과 연습은 나의 교양 수준을 높이고, 이후의 정치 인생과 사회생활에 긍정적으로 작용했다.

판(判): 정확한 판단력

웅변 스피치는 혼잣말이 아니라 누군가를 대상으로 말하는 것이다. 연사가 연단 위에 서서 청중을 향해 이야기하는 정통 웅변은 물론이거니와, 학교나 회사에서 하는 발표나 회의, 간단한 연설 등도 전부 청자(聽者), 즉 듣는 사람이 있다. 준비해 온 말을 앵무새처럼 말한다면 말하기의 최종 목표인 소통과 설득이 제대로 될 리 없다. 상대방의 반응을 보고 시의적절하게 표정, 말투, 속도, 몸짓을 조금씩 바꾸어가면서 좀 더 잘 표현할 수 있도록 해야 한다. 즉 상황을 즉석에서 판단할 수 있는 순발력과 상황의 흐름을 포괄적으로 이해하고 즉각적으로 대처하는 예리한 시각 및 신속한 판단력이 요구된다.

이 두 가지는 특히 한 집단의 리더나 기업의 CEO라면 반드시 갖추어야 할 덕목이다. 웅변 스피치를 훈련하면 말하는 동시에 상대의 반응을 살피고 상황에 맞게 적절히 대처하는 법을 함께 익힐 수 있다. 이는 현대사회에서 가장 필요한 소통과 설득의 스킬이다.

웅변 스피치는 신언서판의 면면을 모두 기르는 가장 훌륭한 방법이다. 어쩌면 자연건강법을 이야기하는 책에서 느닷없이 무슨 웅변 스피치는 뭐며, 신언서판을 기르는 이야기는 왜 하는가가 궁

금할 수도 있다. 하지만 건강이란 심신(心身), 즉 육체의 건강뿐 아니라 정신의 건강까지 모두 포함한다. 육체와 정신은 하나이며 서로 긴밀하게 영향을 주고받는다. 웅변 스피치를 통해 나를 표현함으로써 상대방으로부터 인정받고 나의 정신과 영혼을 더욱 풍요롭게 할 수 있다. 이야말로 육체와 정신의 건강을 모두 함께 기르는 방법이다.

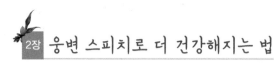

우리는 알게 모르게 상대방의 목소리를 근거로 그를 판단하곤 한다. 사실 목소리는 상대방에게 좋은 인상을 심어줄 수 있는 요소일 뿐 아니라, 우리의 건강 상태를 파악할 수 있는 근거가 된다. 목소리는 오장육부와 연결되어 그 상태를 드러낸다. 그러므로 꾸준히 발성을 연습하고 수련해서 아름다운 목소리로 가다듬는 동시에 오장육부의 건강까지 챙길 수 있다.

발성 연습을 기본으로 하는 웅변 스피치는 자세를 바르게 하고 자신감을 기르며 심신의 건강을 두루 챙길 수 있는 가장 좋은 방법이다. 웅변 스피치를 훈련한 사람은 어디에 가나 항상 바른말을 정확하게 전달하고, 상대방을 진심 어린 태도로 대한다. 웅변 스피치는 현대인들이 반드시 갖추어야 할 심신 건강법이다.

◆ 목소리가 곧 건강이다

선조들은 사람에게 으뜸은 바로 목소리라고 했다. 단순히 첫인상이나 호감이 아니라 사람의 목소리가 오장육부의 기운을 반영한다고 여겼기 때문이다. 목소리라 하면 흔히 성대, 입, 코 등을 떠올리게 마련이지만 사실 목소리의 바탕은 오장육부의 기운이며, 목소리는 오장육부의 공명(共鳴)이다.

예로부터 한의학에서는 건강을 진단할 때, 목소리와 얼굴색을 보았다. 오장육부의 기운이 약하거나 질병이 있으면 목소리가 나빠지므로 목소리가 건강하다면 오장육부의 기운도 풍성하다고 여겼다.

한의학에서 심장은 목소리를 내는 전체적인 기능을 주관한다. 폐는 목소리가 나가는 관문이며, 콩팥은 목소리가 발생하는 근원이 된다. 한의학 저술에 따르면 콩팥의 기가 풍부하면 목소리가 윤기 있고 멀리까지 가며, 간의 기가 풍부하면 목소리가 잘 이어지고 힘이 있다. 또 비장의 기가 풍부하면 목소리가 굵고 신뢰를 주며, 심장의 기가 풍부하면 목소리가 따뜻하고 호소력이 있다. 마지막으로 폐의 기가 풍부하면 목소리가 맑고 높은음까지 잘 낼 수 있다.

목소리의 노화를 막아라

목소리에는 사람의 경륜과 인품이 녹아있다. 부드럽고 따뜻한 음성은 사람의 마음을 편안하게 만들고, 이런 목소리를 갖춘 사람은 누구에게나 첫인상이 좋다. 목소리의 질이나 폭, 높낮이 등은 그 사람을 나타내는 중요한 지표가 되고, 우리는 알게 모르게 타인의 외모와 목소리를 통해 그를 판단하게 된다. 미국의 목소리 훈련 전문가인 모튼 쿠퍼(Morton Cooper) 박사는 저서 《목소리를 깨워라, 삶을 바꿔라》에서 "목소리가 좋으면 사회적으로 성공할 가능성이 크고, 건강에도 좋다."라고 했다. 그의 말처럼 호감형에 목소리까지 좋다면 사업이나 학업에서 이미 다른 사람보다 저만치 앞서 있다고 해도 과언이 아니다.

목소리도 피부와 마찬가지로 늙는다. 나이가 들면 몸 구석구석에서 노화 현상이 발견되는데 목소리도 예외가 아니다. 젊었을 때의 또렷하고 낭랑한 목소리는 점점 탁해지고, 발음도 분명하지 않아 상대방이 잘 알아듣지 못하는 경우가 생긴다. 종종 빠르게 말하기도 어려워졌다는 사람들도 있다. 성대 점막이나 근육의 노화가 원인이기도 하지만, 이비인후과 의사들에 따르면 흡연, 음주, 탄산음료, 과식, 기름진 음식, 스트레스 등이 음성의 노화를 촉진한다고 한다. 이와 달리 물을 자주 마시고, 복식호흡을 하면 목소리가 보호된다.

발성이 힘들다고 해서 무조건 말을 안 하는 것은 상책이 아니며, 오히려 성대 건강에 좋지 않다. 운동을 통해 신체 근육을 끊임없이 단련시키듯, 성대 근육이 약화하는 것을 방지하기 위해서는 계속 성대를 움직이게 하는 것이 좋다. 몸이 건강해야 발성도 건강하고, 발성을 수련하면 몸이 건강해진다. 올바른 방식으로 소리를 내어서 발성 기관과 연관된 부분을 움직이게 하고 단련시켜야 한다. 충분한 영양과 수분은 건강한 목소리를 유지하는 데 큰 도움을 준다.

◆ 육자결과 영가무도

　목소리의 중요성을 알고 목소리를 내뱉음으로써 건강을 지킬 줄 알았던 옛사람들은 다양한 소리 건강법을 고안해 생활 속에서 실천했다. 그중 가장 역사가 깊고 잘 알려진 것이 중국의 육자결과 우리의 영가무도다. 현대에 새롭게 만들어진 소리 건강법 역시 이 두 가지에서 가져온 것으로 크게 벗어나지 않는다.

육자결(六字訣)

　중국의 고대 기공법에서 시작해 오랜 역사를 지닌 육자결은 퇴계 이황(退溪 李滉) 선생이 쓴 건강지침서《활인심방(活人心方)》에도 등장한다. 육자결은 내장 기관의 병을 고치기 위해 소리를 활용하는 일종의 음성 기공술이다. 단전호흡하면서 코로 숨을 들이마신 후에 입으로 숨을 내쉴 때 여섯 가지 다른 소리를 내는 것이다. 원래는 양쪽 발을 모두 넓적다리 위에 올려놓는 결가부좌로 해야 하지만 초보자들은 그냥 한쪽 발만 반대편 넓적다리 위에 올려놓는 반가부좌로 해도 무방하다.

　여섯 가지 다른 소리는 '쉬(噓), 허(呵), 후(呼), 쓰(呬), 취(吹),

시(嘻)'로 코로 숨을 들이마셨다가 각 소리를 길게 밀어내듯이 내뱉으면 된다. 몇몇 매체나 인터넷에 소개된 육자결의 발음은 한자를 우리식으로 읽은 것이 많다. 그러나 육자결은 원래 중국에서 왔으니 중국의 발음으로 읽는 것이 맞다고 본다.

여섯 가지 소리를 낼 때마다 신체의 특정 부위에 공명인 진동파를 일으켜 기를 순환시키고 경락을 따라 움직이게 하여 건강을 회복하고, 치유할 수 있다. 크게 소리를 지르면서 소리의 공명과 진동을 일어나는 것을 느끼면 더 좋다. 각 소리는 아래와 같은 기능이 있다.

· 쉬(嘘)

간의 기운을 돕는다. 평소 근육이 뭉쳐 몸이 무겁고 눈에 열이 날 때, 쉽게 스트레스가 쌓이고 화가 풀어지지 않을 때 하면 좋다. 소리를 내어 음파를 간으로 전달한다는 마음으로 천천히 해보자. 이 소리를 계속 내며 습관으로 들이면 간 질환을 예방하고 치료하는 데 도움을 얻을 수 있다.

· 허(呵)

심장의 기운을 돕는다. 가슴이 답답할 때, 가슴(심장)에 손을 얹고 이 소리를 내면 소리를 통해 심장의 화 기운이 사라지며 가슴이 편안해진다. 입이 자주 마르고 쓰며 심혈관 질환이 있는 사람이 하면 심장과 소장의 기능이 호전되는 것을 경험할 수 있다.

· 후(呼)

비장의 기운을 돕는다. 이 소리를 크고 길게 내면 가슴에서 옆구리를 지나 척추까지 울린다. 식욕이 없고 헛배가 부르며, 속이 더부룩하거나 메스꺼울 때, 이 발음 호흡을 하면 속이 뻥 뚫리는 것 같은 시원함을 느낄 수 있다. 특히 비장과 위장이 약한 사람이라면 습관적으로 이 소리를 내어 보는 것이 좋다.

· 쓰(呬)

폐의 기운을 돕는다. 평소에 등 뒤가 뻐근하고 답답하거나 숨이 시원스레 쉬어지지 않았던 사람은 이 소리 호흡이 좋다. 숨을 들이마시면서 가슴을 크게 부풀린 후에 토해내듯이 소리를 내면 폐가 맑아지는 효과를 기대할 수 있다.

· 취(吹)

신장의 기운을 돕는다. 신장이 강해지면 간을 보호하고 우리 몸의 독소가 빠져나가 혈액이 맑아진다. 이 소리는 신장을 자극해 튼튼하게 하므로 평소 몸이 잘 붓거나 방광이 약했던 사람이라면 꾸준히 계속해 볼 만하다.

· 시(噓)

삼초(三焦)의 기운을 돕는다. 삼초는 전신의 기를 흐르게 하는 통로로 몸 전체를 다스린다. 위의 다섯 가지 발음을 마지막으로 마무리하는 소리로 체내 혈액순환과 수분 대사를 좋게 한다.

영가무도(詠歌舞蹈)

영가무도는 단군 시대 때의 역사를 적은 《단기고사(檀奇古史)》에 기록된 우리 민족 고유의 소리 명상이다. 일종의 오행 소리춤인 영가무도는 간단한 다섯 가지 소리를 내며 몸을 움직여 심신을 수련하는 전통의 건강술이라 할 수 있다. 워낙 소수의 사람에게 이어졌기에 대중적으로 인지도는 적다. 영가무도의 영(詠)은 '읊는다'라는 뜻으로 다섯 개의 음을 길고 높게 올리거나 내려서 꺾고 굴려 가면서 낸다는 말이다. 계속해서 소리를 내다가 몸과 마음이 편하고 즐거워지면, 노래하듯이 하는 것이 가(歌)이고, 더욱 흥이 나서 자리에서 일어나 춤추고 뛰는 것을 무도(舞蹈)라 한다. 실제로는 소리를 내는 것뿐 아니라 크게 노래하거나 웃는 것으로도 가능하다. 계속 소리 내는 것이 지루하다면 평소에 노래를 부르며 목소리를 틔우는 것도 도움이 된다.

영가무도는 사람마다 각기 목소리가 다른 이유가 체내의 오장육부가 각기 다르기 때문이라고 본다. 목소리는 그 사람의 오장육부의 떨림을 따라 나오는 것이고, 사람마다 장기의 크기와 강약, 기운이 다르므로 목소리의 색깔과 결도 각기 다를 수밖에 없다는 것이다. 집중적으로 훈련하는 5음, 즉 '음, 아, 어, 이, 우'는 각각 건강을 관장하는 장기와 직결되었는데, 음은 비장, 아는 폐, 어는 간, 이는 심장, 우는 신장과 관계가 있다.

이 다섯 가지 소리를 연이어서 '음~아~어~이~우~'로 발음해 보자. 그러면 발음이 바뀔 때마다 각각 신체의 다른 장기와 대응하여 소리가 난다. 호흡을 길게 두고 각각의 소리를 낼 때, 유독 발성이 잘 되는 것이 있고 버거운 것도 있을 것이다. 발성이 잘 되는 발음에 해당하는 장기는 건강하며, 발성이 약하며 제대로 소리를 내기가 어려운 경우는 해당 장기가 비교적 약한 것이다. 예컨대 비장이 건강한 사람은 '음-' 소리가 잘 나고, 심장이 강한 사람은 '이-' 소리가 잘 나온다.

이는 거꾸로 생각하면 신장이 약한 사람은 '우-' 소리를, 간이 약한 사람은 '어-' 소리를 집중적으로 발성하면 효과가 있다는 의미다. 꾸준한 발성으로 단련하면 장기들의 건강을 증진할 수 있게 되는 것이다.

'관상불여음상(觀相不如音相)'이라는 말이 있다. 얼굴을 보는 것보다 목소리를 듣는 편이 사람을 정확하게 알기에 더 좋다는 의미다. 목소리는 오장육부의 공명이다. 오장육부 중 어느 것이 강하고 약한지에 따라 목소리가 달라지고 성격과 기질이 달라진다. 육자결과 영가무도는 목소리로 자신의 건강을 살피고 단련할 수 있는 가장 쉽고 간단한 방법이다. 생활 속에서 수시로 발성을 통해 단련하면 신체를 건강하게 할 수 있다.

◆ 말로 심신을 다스리다

앞에서 목소리의 중요성과 발성 훈련을 통해 오장육부까지 건강하게 하는 법을 이야기했다. 나는 여기에 하나 더, 웅변 스피치를 더하고 싶다. 육자결이나 영가무도가 개인적으로 몸을 느끼며 하는 소리 건강법이라면, 웅변 스피치는 자신감을 기르고 사회생활의 각종 상황에서 응용 가능한 실용적인 건강법이다.

스피치는 왜 필요할까? 간단하다. 할 줄 모르면 불편하기 때문이다. 살면서 사람들 앞에 서서 내 생각을 말하고, 존재를 표현해야 하는 기회가 점점 더 많아진다. 학교에서 친구들과의 관계나 발표를 위해서, 대학 입시나 취업을 위한 면접에서도 꼭 필요한 것이 바로 스피치다. 하다못해 지역 취미 동아리에 나가서도 자신을 소개하고 의견을 내려면 제대로 말할 줄 아는 기술이 필요하다. 회사에서도 능력이 똑같으면 보고나 프레젠테이션을 능숙하게 해내는 사람이 더 인정받고 승진도 빠르다. 물론 연봉도 달라진다. 현대사회는 모든 것이 다양한 형태로 빠르게 다변화, 세분화하고 있으며, 이런 흐름 속에서 웅변 스피치는 세상을 좀 더 쉽게 살아갈 수 있는 좋은 수단이 될 수 있다. 인간은 사회적 동물이다. 아무리 훌륭한 아이디어나 계획이 있어도 그것을 말로 풀어 말할 수 없으면 그 누구도 설득할 수 없고 점차 고립될 것이다.

나는 웅변 스피치를 일종의 심신 건강법이라고 생각한다. 심(心), 즉 마음에 대해서는 웅변 스피치를 통해 자신을 표현함으로써 자신감을 키우고, 마음속 생각을 입으로 토해냄으로써 응어리를 풀 수 있기 때문이다. 신(身), 즉 신체에 대해서는 바른 자세와 몸짓을 가다듬어서 단정한 몸가짐을 갖출 수 있기 때문이다. 이에 관해 좀 더 자세하게 알아보자.

마음을 키우는 웅변 스피치

어색함의 반복은 익숙함을, 익숙함의 반복은 능숙함을, 능숙함의 반복은 존재를 만든다고 한다. 연단 위에 서는 것은 고사하고 여러 사람이 자신을 주목하는 것조차 견디기 힘들다고 말하는 사람이 많다. 잘하고 싶은 마음은 큰데 자신감과 자존감이 낮아서 과도하게 긴장하고 항상 불안에 떠는 사람이 몸이라고 건강할 리 만무하다. 사실 긴장과 불안은 누구나 느낄 수 있는 정상적인 감정이다. 중요한 일을 앞두고 있으면 정도의 차이가 있을 뿐, 누구나 긴장하고 불안하다. 중요한 것은 이러한 감정이 자신에게 유리하게 작용하는가, 아니면 불리하게 작용하는가다.

한때 이론만 알고 실제로는 제대로 하지 못하는 것을 풍자하는 말로 '책에서 배웠다'라는 말이 유행했는데, 웅변 스피치도 마찬가지다. 수영을 배우고 싶으면 수영에 관한 책을 읽기보다 당장 물에 들어가야 한다. 웅변 스피치도 기술적 방법을 떠나 일단 부딪혀서 무조건 많이 해봐야 한다. 다른 사람 앞에 설 기회를 최대한 많이 만들자. 그들 앞에서 자기 생각을 이야기하고, 상대방의 피드백을 받아서 다시 생각을 정리해 이야기하는 과정을 최대한 많이 반복해야 한다. 반복함으로써 자신감은 커지고, 두려움은 사라질 것이다. 더는 떨지 않고 조리 있으며 명확하게 말하는 자신을 보며 더 고무되어 선순환이 일어날 수 있다.

웅변 스피치 훈련을 통해 마음의 문제를 해결하면 말은 저절로 나온다. 긴장과 불안, 머리가 멍해지던 것도 해결되며, 나아가 여유 있는 인간관계까지 형성할 수 있다.

몸을 단정케 하는 웅변 스피치

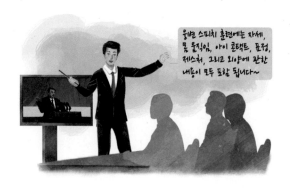

웅변 스피치 훈련에는 자세, 몸 움직임, 아이 콘택트, 표정, 제스처, 그리고 외양에 관한 내용이

모두 포함된다. 이 여섯 가지 요소를 몸에 잘 배게 훈련하면 누구에게나 좋은 인상을 주며 말하고 설득할 수 있게 된다. 이런 훈련은 단지 웅변 스피치를 할 때뿐 아니라 일과 생활에서 사람을 만나고 사교하는 상황에도 큰 효과가 있다.

· 자세(posture)

웅변 스피치를 할 때는 안정적이면서도 절도 있는 자세를 취해야 한다. 정중하고 바른 태도는 상대방에게 집중하고 있음을 나타낸다. 몸은 연단 뒤쪽으로 주먹 두 개 정도 떨어진 위치에서, 두 발은 어깨너비로 벌리고 선다. 허리와 어깨를 곧게 펴고, 머리를 똑바로 든 자세를 취한다. 자세는 웅변 스피치의 내용에 따라 조금씩 변형시킬 수 있다.

· 몸 움직임(body movement)

처음 선 자세 그대로 몸을 고정한 상태에서 웅변 스피치를 하는 일은 불가능할 뿐만 아니라 바람직하지도 않다. 기본적으로 스피치를 할 때의 몸 움직임은 굵으면서도 단호하고, 편안하면서도 절도가 있어야 한다. 움직임은 청중의 시선을 모으고 주목시킬 수 있으므로 때로는 의도적으로 움직일 필요가 있다. 하지만 작고 부산스러운 움직임은 도리어 집중을 방해하고, 불안하거나 위축된 움직임은 자신이 없음을 반영하므로 주의해야 한다.

· 아이 콘택트(eye-contact)

대화할 때 눈을 마주치지 않고 이야기를 계속하면 무언가 숨기고 있다는 인상을 줄 수 있다. 또 자신감이 없어 보여 자칫 신뢰감을 떨어뜨리기 쉽다. 웅변 스피치를 할 때 가장 바람직한 아이 콘택트는 상대방의 눈을 자연스럽고 따뜻하게 쳐다보면서 말하는 것이다. 한 사람에게 고정하기보다는 천천히 시선을 옮기면서 한 사람, 한 사람을 차례로 응시하는 것이 좋다. 그렇다고 너무 빠른 속도로 고개를 이쪽저쪽으로 돌리는 것은 좋지 않다.

· 표정(facial expression)

웅변 스피치의 기본 표정은 살짝 미소를 머금은 밝은 표정이다. 특히 오프닝이나 클로징에서 밝은 표정으로 긍정적인 분위기를 만드는 것이 중요하다. 하지만 내용과 상관없이 내내 미소를 짓고 있으면 안 된다. 슬픈 사연이나 실패 혹은 좌절에 관해 이야기할 때는 내용에 적절한 표정으로 바꾸어야 한다. 그렇지 않으면 내용에 진정성이 느껴지지 않아 몰입하기 힘들다. 즉 말하면서 그때그때 내용에 맞는 표정을 지을 줄 알아야 한다. 메시지와 표정이 일치할 때, 신뢰감이 증대되며 설득력도 올라간다.

· 제스처(gestures)

웅변 스피치를 하는 중에 보이는 작은 제스처들은 모두 자연
스럽고 진정성이 있어야 한다. 때와 내용에 맞게 하는 동시에
최대한 간단명료한 것이 좋다. 훌륭한 연사는 특히 손을 잘 활
용한다. 손을 움직여 내용을 강조하거나 청중의 참여를 유도하
는 식이다. 손을 비롯한 몇 가지 단순한 제스처를 메시지에 적
합하게 잘 사용하면 말만으로는 다 채울 수 없었던 부분까지
꽉 채워 스피치의 효과를 끌어올릴 수 있다.

· 외양(appearance)

청중 앞에 서기 전에 복장을 점검하고 머리를 손질해서 단정
한 모습을 보이는 것은 기본 중의 기본이다. 특히 웅변 스피치
의 내용이나 장소, 상황, 청중에 적합한 의상을 갖추는 것은 기
본 예의라 할 수 있다. 격식이 있는 곳에서는 정장을 입고, 소
탈함을 보여야 할 곳에는 굳이 정장을 입지 않아도 좋다. 스티
브 잡스(Steve Jobs)는 전 세계의 이목이 쏠린 신제품을 소개
하는 자리에서 항상 특유의 편안한 복장으로 청중의 호감을 사
며 집중도를 높였다. 다만 너무 튀는 의상이나 화려한 장신구
로 청중의 시선이 흩어지지 않도록 하는 것이 좋다.

◆ 일상 속 웅변 스피치 건강법

운동이든 배움이든 꾸준히 하는 사람이 앞서나가는 법이다. 하지만 빠르게 변화하는 사회에서 눈코 뜰 새 없이 바쁘게 사는 현대인이 뭔가를 꾸준히 한다는 것은 사실 그다지 쉬운 일이 아니다. 특히 그것이 건강법이라면 더욱 그렇다. 직장 회식을 비롯한 각종 모임도 너무 많고, 운동하러 가야 한다고 하면 자기 일 아니라고 하루만 빠지라는 말들을 너무나 쉽게 한다. 젊은 시절부터 금주, 금연, 채식을 고수해 온 나도 참 난처한 경우가 몇 차례 있었다. 특히 정치계에 발을 들인 후부터는 어찌나 만날 사람도 많고 식사할 일도 많은지……, 그때마다 술도 안 마신다, 담배도 안 피운다. 게다가 고기까지 안 먹는다 하면 돌아오는 눈초리가 편치 않았다. 자칫 오해를 일으킬 여지도 있었다. 나야 워낙 건강 관리를 중요하게 생각하고 한 번 하기로 마음먹은 일은 절대 뒤로 물러서지 않는 사람이라 꿋꿋이 했지만, 요즘 젊은 사람들이 사회생활 하면서 나처럼 하기는 그다지 쉽지 않을 거라 본다. 또 대부분 운동이 특정한 장소에서, 특정한 복장으로, 특정한 도구를 이용해서 해야 하는 경우가 많다. 바쁜 시간을 쪼개서 해야 하는데 이런 것들을 일일이 다 챙겨 다니기도 쉽지 않다. 건강을 위해 운동하려고 3개월, 6개월짜리 회원권을 끊어놓고도 쉽게 작심삼일로 끝나는 까닭도 다 이 때문이다.

이런 모든 단점과 전혀 관련 없는 것이 바로 웅변 스피치 건강법이다. 언제 어디서나 어떠한 차림이든 할 수 있다. 무슨 도구가 필요한 것도 아니고, 날씨도 상관없다. 심지어 돈도 한 푼 들지 않는다.

언제 어디서나 소리 내라

내가 가장 추천하는 방법은 운전할 때다. 운전하면서 차 안에서 소리를 내면 좋다. 앞에서 설명한 대로 육자결이나 영가무도를 이용해도 좋고, 짧은 원고를 외워 말하는 방법도 효과적이다. 어떤 상황을 가정하고 조리 있게 말해보거나 과거에 제대로 말하지 못해서 아쉬웠던 일을 떠올리며 다시 돌아간다면 어떻게 말할지 입으로 소리 내어 말해보자. 머릿속으로 생각만 하는 것과 입으로 말하는 것은 정말 천지 차이다. 아니면 그냥 좋아하는 노래를 큰 소리로 부르기만 해도 무방하다.

신호에 걸렸거나 교통체증으로 멈춰서 운전대에서 손을 떼도 된다면 차 지붕을 들어 올리듯이 두 팔을 위로 쭉 뻗고 허리를 좌석 등받이에 꼿꼿하게 기댄 채, 소리치거나 노래를 불러보자. 이는 일종의 발성 연습이자 폐활량을 키우고 굽은 척추까지 바로 펴는 '멀티 운동'이다. 마찬가지로 책상에 오래 앉아 공부하는 이들도 자세를 바르게 하고 책의 내용을 큰 소리로 또박또박 읽거나, 노래를 부르면 기분이 전환될 것이다.

집에서도 손쉽게 시도할 만한 방법으로는 책이나 신문을 소리

내어 읽기를 추천한다. 나는 어렸을 때부터 간판이나 공고문 등을 유심히 보고 소리 내어 읽곤 했다. 한자를 좋아해서 동네에 보이는 한자란 한자는 전부 보고 읽으며 외웠다. 좀 더 커서 신문 사설을 읽을 때도 역시 그렇게 했다. 이때의 경험과 배움은 내 삶에 지대한 영향을 미쳤다. 교양이 깊고 넓어졌을 뿐 아니라 스스로 내 목소리에 집중함으로써 머릿속 지식을 입으로 표현하는 법을 익힐 수 있었다. 책을 소리 내어 읽는 일은 발음과 발성이 좋아지는 효과부터, 발표력과 자신감을 키워주고 책 내용에 더욱 집중하게 하는 효과까지 교육적인 이점도 여러모로 많다.

가장 좋은 점은 책을 소리 내어 읽으면서 바른 자세를 취하게 된다는 것이다. 소리를 제대로 내려면 바른 자세가 선행되어야 하므로 누가 시키지 않아도 저절로 가슴과 허리를 편 단정한 자세로 책을 읽을 수 있다. 조금 자신감이 붙은 후에는 가족이나 친구 등 청중을 앉혀 놓고 웅변 스피치를 실습하면 효과가 훨씬 커진다.

5부

요료법

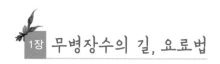

앞에서 자연건강법을 개괄하고, 식물성 유산균과 흑초, 웅변 스
피치로 건강을 다지는 법을 설명했다. 이제부터는 내가 오랫동안
직접 경험하고 연구한 건강법을 많은 이에게 알리고자 소개하려
한다. 바로 '요료법(오줌 요법)'이다. 다소 낯설고, 자칫 거부감이
들 수도 있겠으나 분명히 소개할 만한 가치가 있다고 생각하고 많
은 분이 도전하기를 바라기에 용기를 내었다. 기이한 민간요법으
로 치부되지 않도록 과학적인 이론 근거와 연구 결과, 다양한 사례
를 첨가했다. 부디 독자들이 선입견을 한쪽으로 치워두고, 개방적
인 마음으로 요료법을 받아들여 주기를 간절히 바란다.

◆ 요료법을 만나다

요료법(尿療法, Urine Therapy)은 1992년에 '한국 MCL 연구회'
김정희 회장이 일본인 의사 나카오 료이치(中尾良一)의 《기적을 일
으키는 요료법》을 번역, 출간하면서 우리나라에 최초로 소개되었

다. 하지만 내가 요료법을 만난 건 그보다 한참 뒤인 2000년, 형이 췌장암 말기 판정을 받았을 때다.

1961년, 내가 세 살이고 형이 여섯 살이던 해에 아버지가 마흔 살의 나이로 돌아가셨다. 이후 형은 내게 아버지 대신으로 어른 노릇을 했고, 나는 형을 믿고 의지하며 따랐으며, 나중에 다 커서도 형의 말을 거역하지 않았다. 그런 형이 40대 중반의 나이로 3개월 시한부 판정을 받았다는 이야기를 들었을 때는 정말이지 하늘이 무너져 내리는 것 같았다. 전작 《문호리팥죽 이야기》에서도 언급한 적 있지만, 아버지와 형의 단명은 내가 건강을 공부하고 자연건강법을 하게 된 계기이기도 하다.

여러 암 중에서도 췌장암은 고통이 극심한 악성 암으로 알려져 있다. 발병한 순간부터 통증이 나날이 심해져서 환자가 죽는 날까지 고통에 시달리는 암이다. 형은 병원에 입원했지만, 말기이다 보니 특별한 치료도 없었다. 의사도 할 수 있는 게 없다며 그냥 먹고 싶은 거 다 먹고, 하고 싶은 거 다 하라고 말할 정도였다. 그렇다고 손 놓고 있기에는 너무 애가 타고 견딜 수 없어서 온 가족이 되든 안 되든 환자의 고통을 덜 방법을 백방으로 수소문했다.

형을 살리기 위해 시작한 요료법

그러던 어느 날, 형수가 《기적을 일으키는 요료법》이라는 책을 가지고 와 내밀면서 "형에게 말씀 좀 해주세요."라고 하셨다. 당시에는 요료법이 너무나 생소해 뭔가 싶었는데, 이야기를 들어보니 오줌을 마시는 거라고 해서 깜짝 놀랐다. 가만히 생각해보니 얼핏 그런 것이 있다는 이야기는 들은 것 같기도 했다. 다소 놀랐지만, 그래도 이것저것 가릴 때가 아니라 지푸라기라도 잡는 심정으로 그날 밤늦게까지 정독했다. 반신반의하며 읽기 시작했는데, 알고 보니 역사도 깊고 과학적 근거도 탄탄했으며 무엇보다 다양한 임상 사례가 있었다. 인연이 되려고 그랬는지 저자인 나카오 료이치의 글이 하나하나 머릿속에 쏙쏙 들어오고 신뢰가 갔다. 그중에서도 내 마음을 사로잡은 내용은 오줌을 마신 환자는 '잠자듯이 깨끗한 죽음'을 맞이한다는 말이었다.

저자인 의사 나카오 료이치는 요료법이 전부이고 요료법만 하면 절대 안심이라고 말할 수 없는 점이 하나 있는데, 바로 죽음에 가까운 사람까지 살릴 수는 없다고 했다. 임종에 가까운 사람이 요료법을 한다고 되살아날 수는 없다는 이야기였다. 다만 요료법을 함으로써 죽음을 맞이하더라도 고통에 몸부림치지 않고 오래 앓지 않으면 죽는 순간까지 마치 잠을 자는 양 깨끗함을 유지하면서 떠날 수 있다고 했다. 실제로 요료법을 했을 때, 이런 식으로 죽는 순간을 맞이한 사례가 많았다. 나는 그가 무조건 요료법이 최고라고, 죽어가는 사람도 살린다고 말하지 않는 부분에서 더 신뢰가 갔다.

아프지 않고 잠자듯이 깨끗하게 가다니! 이거야말로 췌장암 말기의 고통에 시달리며 죽음을 기다리는 형에게 가장 필요한 것이

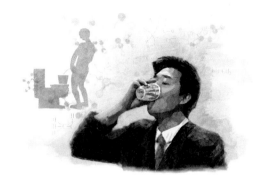

었다. 어찌 보면 그 상황에서 나와 우리 가족이 형을 위해 할 수 있는 제일 나은 방법은 그것뿐이었다. 다음 날인 2000년 3월 1일, 나는 형에게 가서 요료법을 이야기했다. 하지만 형은 당장 죽으면 죽었지 오줌은 못 마신다고 성을 내며 버텼다. 이걸 해야 형이 좀 더 편하다고 눈물을 글썽이며 호소해도 마찬가지였다. 말로 설득해서는 안 될 것 같았다. 그 순간, 나는 형을 살리기 위해, 내가 얼마나 간절한지 증명하기 위해 오줌을 받아 와 형 앞에서 단숨에 마셨다. 누가 말릴 새도 없었다. 그 모습을 본 형은 더 크게 화를 내며 지금 제정신이냐고 소리쳤다. 형이 너무 완강하게 거부하기에 그날은 속상한 마음으로 그냥 돌아왔다. 밤사이, 내 간절함이 통했던 걸까? 형은 다음 날인 3월 2일부터 오줌을 마시기 시작했다. 물론 나도 계속 형과 함께 했다.

이렇게 해서 우리 형제는 하루 차이로 함께 요료법을 시작했다. 나보다 하루 늦게 시작해 꾸준히 오줌을 마신 형은 의사가 이야기한 3개월에서 한 달 더 살아 주어진 명운을 다하고 갔다. 마지막 3일 동안, 고통에 시달리지 않고 깊은 잠을 자듯이 편안하게 세상을 떠났다. 처음 《기적을 일으키는 요료법》을 읽으면서 우리 형이 가

더라도 이렇게 떠났으면 좋겠다고 생각한 그 모습 그대로였다. 지금도 그때 요료법을 만나, 형이 보는 앞에서 과감하게 오줌을 마시면서 호소했던 것이 얼마나 다행이었는가 싶다. 괜한 의심과 불안으로 용기 내지 않고 주저하지 않은 나 자신에게 감사하다.

이것이 내가 요료법을 시작하게 된 계기다. 나는 백지상태에서 요료법을 만났고, 절실함으로 요료법을 시작했으며, 눈으로 직접 효과를 확인하고 20년이 다 되도록 꾸준히 요료법을 계속하고 있다. 하면 할수록 '바로 이것이 나 스스로 나를 건강하게 한다는 말이구나!'라고 탄복하곤 한다.

◆ 동서고금 건강의 비밀

요료법은 '사람의 오줌을 이용한 건강법'이다. 나는 종종 요료법을 '오랜 역사가 있는 신흥 자연건강법'이라고 소개하곤 한다. '오랜 역사'와 '신흥'이라는 단어는 서로 반대되고 어울리지 않는 것처럼 보이지만 실제 요료법이 그러하다. 기록을 찾아 거슬러 올라가 보면 수천 년 이상의 역사가 있다. 그러나 현대 의학의 발달로 비과학적인 민간요법으로 내몰리면서 명맥이 끊길 뻔했다가 최근에 주목하는 사람이 급속히 많아진 까닭이다. 겉으로 드러나지만 않았을 뿐, 생각보다 많은 이가 요료법을 하고 있다. 이처럼 오랫동안 전 세계 곳곳에서 사장되지 않고 꾸준히 계속된 데는 분명히 그

나름의 특별한 가치가 있어서일 것이다.

역사 속 요료법

기록에 따르면 인류는 아주 오래전부터 오줌을 건강법으로 활용한 것으로 보인다.

고대 로마에서는 오줌으로 치아 미백을 했고, 8세기의 이슬람 율법학자 아부 유수프(Abu Yusuf)는 오줌을 치료 목적으로 사용했다고 한다. 옛날 유럽 집시는 오줌을 비누 대용으로 썼고, 아프리카 원주민, 아메리카 인디언을 비롯해 중동과 동유럽 여러 국가에서 오줌을 약처럼 마시거나 상처에 발랐다. 고대 이집트의 클레오파트라는 젊은 하녀들의 오줌을 받아다 온몸의 피부를 마사지했다. 양귀비는 꾸준히 아이의 오줌으로 세수하고 몸을 마사지해서 주름을 없애고 피부 탄력을 올렸으며, 몸과 얼굴에 생기를 돌게 했다고 한다.

우리나라에서는 조선 시대에 명문가 사대부들이 장수의 비결로 여겨 대대로 요료법을 했고, 서당에서는 훈장이 아이들의 오줌을 받아서 함께 나누어 마시는 의식이 있었다고 한다. 특히 우암 송시열(尤庵 宋時烈) 선생이 매일 아침 오줌을 마신 이야기는 유명하다. 인조에서 숙종까지 4대에 걸쳐 권력의 중심에 서 있던 그는 제주로 유배되는 등 갖은 고초를 겪으면서도 83세까지 살았다. 그마저도 병에 걸리거나 다쳐서가 아니라 숙종으로부터 사약을 받았기 때문에 죽음을 맞이했는데, 워낙 원기가 강해서 사약을 마셔도 별다른 반응이 없이 끄떡하지 않았다고 한다. 다음 날 입 안에 상처를 내고 사약을 서너 사발이나 더 마신 후에야 죽었다고 전해진다.

종교 속 요료법

여러 종교의 원전에도 요료법이 등장한다.

불교 경전인 《불학대사전(佛學大辭典)》에는 '스님이 병이 나면 오줌을 마셔라.'라고 했다. 인도 요가의 경전인 《하타요가 프라디피카(Hatha yoga pradipika)》에서는 오줌을 요가의 신 '시바의 물(Water of Shiva)'이라 하여 불멸의 감로수(amaroli)라고 불렀다. 티베트의 라마승들은 평생 오줌을 마셔 150세까지 장수했다고 한다.

옛 의서들도 음뇨(飲尿), 즉 오줌을 마시는 것을 중요한 양생법으로 다루었다.

한의학의 중요한 원천인 《상한론(傷寒論)》에서는 인뇨(人尿)를 '생약의 효능을 높이는 강화제'라고 설명했다. 또 송나라의 의서인 《본초도경》에는 '인뇨는 눈을 맑게 하고 목소리를 틔우며, 피부를 윤택하게 한다. 대장에 이로워 묵은 것을 내보내고, 기침을 멈춘다.'라고 쓰여 있다. 원나라의 명의인 주단계(朱丹溪)의 글에는 "80세 노파가 40세의 외모로 보이기에 비결을 물었더니, 이전에 자주 병이 나 고생했는데, 음뇨가 좋다고 해서 40년 넘게 했더니 늙지도 않고 병도 없다고 했다."라는 내용이 등장한다. 이뿐 아니라 명의 손사막(孫思邈)이 저술한 약선책 《비급천금방(備急千金方)》에서는 100일 동안 공복에 음뇨하면 모든 병을 고친다라고 했다. 조선 시대 허준의 《동의보감》에도 음뇨가 정력이 왕성해지며 노화를 지연시킨다고 상세하게 기록되어 있다.

이처럼 다양한 기록과 문헌이 인류가 오줌을 건강과 관련해 사용해왔다는 사실을 증명하고 있다.

◆ 현대의 요료법

이처럼 명확한 역사와 기록, 다양한 사례가 있음에도 불구하고 오랜 시간 요료법은 표면적으로 드러나지 않았다. 하지만 겉으로 드러나지만 않았을 뿐, 그 명맥이 완전히 끊기거나 소멸하지 않았다. 요료법이 현대에 다시 주목받게 된 계기는 1990년에 일본 의사 나카오 료이치가 임상경험을 담은 책을 출간한 것이었다. 이후 인도의 전 총리 데사이(Morarji Desai)가 65세부터 요료법을 했으며 100세 나이로 죽는 날까지 혈기왕성한 젊음을 유지했다는 사실이 알려졌다. 이외에도 세계 각지에서 꽤 많은 사람이 요료법을 접했으며 꾸준히 하고 있었음이 밝혀졌다.

요료법의 아버지, 암스트롱

내가 가장 흥미로웠던 사례는 영국인 내과 전문의이자 '현대 요료법의 아버지'로 불리는 암스트롱(J. W. Armstrong)의 이야기였다. 그는 아들이 백혈병으로 사망하고, 자신 역시 폐결핵과 당뇨병을 앓으면서 현대 의학의 한계를 느꼈다고 한다. 그러다 우연히 성경에서 '너는 네 우물에서 물을 마시며, 너의 샘에서 흐르는 물을 마시라(잠언 15:5)'라는 구절을 읽고 이것이 혹시 오줌을 마시라는 이야기가 아닐까 생각했다. 이렇게 해서 요료법에 관심이 생긴 암스트롱은 스스로 요단식에 성공하면서 확신하게 되었다. 이후 그는 치주염 환자에게 오줌으로 가글하게 하고, 성병 환자에게 오줌을 마시게 하는 등 수천 명의 환자에게 요료법을 적용해서 효과를 보았다. 이후 암스트롱은 자신의 요료법 경험과 사례를 담은 《생명수(The Water of Life)》라는 책을 펴냈다. 이 책은 우리나라에도 번역 출판되었다.

지금으로부터 100여 년 전, 전 세계에서 가장 산업이 발전한 선진국 중 하나였던 영국에서, 그것도 현대 의학을 공부한 의사가 요료법을 환자에게 사용했다는 사실이 무척 놀랍지 않은가? 지금도 요료법을 한다고 공개적으로 말하려면 의심(혹은 한심)스럽다는 눈길을 각오해야 하는데 아마 그 시대에는 훨씬 더했을 것이다. 자연건강법과 요료법에 대한 확신이 없었다면 절대 불가능한 일이었다고 생각한다.

한국의 요료법

우리나라에는 1992년에 MCL 김정희 회장이 일본인 의사 나카오 료이치의 《기적을 일으키는 요료법》을 소개하면서 본격적으로 알려졌다. 김정희 회장이 한국에서 생소한 개념인 요료법을 소신껏 적극적으로 알린 덕분에 지금은 많은 사람이 요료법의 효능을 체험하고 있다.

당시 많은 잡지와 언론매체에 소개되면서 그 유·무해성에 관한 논란이 번지기도 했다. 워낙 부정적인 인식이 있었기 때문에 힘든 상황이었으나 자연건강법에 관심이 많고 깨어 있는 분들이 전문적으로 연구하고 적극적으로 소개하면서 널리 전파되었다. 지금은 생각보다 훨씬 많은 사람이 요료법을 하고 있다. 대한민국에서만 요료법을 하는 사람이 비공식적으로 100만 명 이상으로 추산된다. 일본과 중국은 물론이거니와 서구 유럽, 아프리카 등등 전 세계 곳곳에서 요료법을 하는 사람이 있다.

요료법은 시한부 판정을 받은 말기 암 환자나 다른 병증이 있는 사람들만 하는 것이 아니다. 건강한 사람도 꾸준히 하고 있다. 우연히 접하고 반신반의하면서 시험 삼아 해보았다가, 각자의 상황에 맞는 신비로운 효능을 체험한 사람이 많다. 관련 책자를 찾아보면 각종 사례가 넘쳐나는데, 나는 이 책에서 따로 언급하지 않을 생각이다. 나 스스로 경험하고 느낀 것만으로도 충분히 독자들을 요료법으로 초대할 수 있다는 확신이 있어서다.

◆ '일물치백병'의 신비

'일물치백병(一物治百病)', 즉 한 가지 물질로 백 가지 병을 다스린다는 뜻이다.

나는 요료법이야 말로 일물치백병의 신비를 경험할 수 있는 가장 쉽고 간편한 방법이라 생각한다. 사람이 앓는 병은 크게 바이러스성 질병과 기능성 질병의 두 가지로 나눌 수 있다. 오줌은 이 두 가지에 모두 작용해 일물치백병의 신비를 보여준다.

우선 바이러스성 질병에 관해서 이야기해보자. 오줌 속에 함유된 면역항체나 인터페론은 인체에 침입한 각종 균이나 바이러스를 퇴치하는 항바이러스 물질이다. 전체 구성비를 보자면 미량이지만 꾸준히 오줌을 마시면 우리 몸을 침입한 유해한 것들을 체외로 내보내는 데 도움이 된다. 또 오줌 속에 있는 호르몬 20여 종은 세포와 조직을 강화하고 활성화해서 제 기능을 다 하게 도와준다. 칼리크레인은 혈류량을 늘리고 신진대사를 가속해서 소화계의 운동을 자극한다. 요료법을 하면 여러 항바이러스성 물질이 함께 몸에 들어가게 되니 바이러스가 체내에서 버티기가 쉽지 않다.

오줌은 기능성 질병의 퇴치에도 효과적으로 작용한다. 기능성 질병은 외부 바이러스 침입이 아니라 체내의 어떤 기관과 조직들이 '오랫동안 방치된' 탓에 기능이 쇠약해져서 생겨난다. 호르몬은 이런 질병들에 작용해서 각 세포와 조직을 강화하고 활성화하며 재생한다. 또 살과 근육을 차오르게 해서 허약함을 보충하고 노화를 방지함으로써 제 기능을 회복하고 기력을 돋운다. 오줌에는 이러한 호르몬뿐 아니라 각종 미네랄이 포함되었으니 몸에 이로울 뿐이다.

내 몸이 만든 생명수

오줌은 우리가 일반적으로 알고 있는 보통의 약물과 전혀 다른 것이다. 모든 약물은 인간의 체외에서 사람의 손으로 가공해서 제조된 것으로 특정 질병에 대해서만 치료 효과를 드러내는 일종의 화학물질이다. 반면에 오줌은 체내에서 시작되고 체외로 배출되는 것으로, 이를 마셔서 다시 체내로 돌려보내면 스스로 건강을 보완하고 완성해 젊음과 활력을 유지하는 귀한 자원이 될 수 있다.

요료법을 하는 사람들의 이야기를 들어보면 오줌은 어떠한 약물과도 모순되거나 효과가 상쇄하지 않는 것으로 보인다. 거꾸로 오줌이 약물의 효과를 극대화하는 데 도움이 될 수 있다. 암 환자들이 요료법과 병원 치료를 병행하면서 특별한 부작용을 보이지 않았다는 사례도 많다. 물론 요료법을 오래 하면 치유의 본능이 강화되어 궁극적으로 별다른 약물이 필요 없는 상태로 나아가게 될 것이다.

"네? 뭘 마신다고요?"

"아니 그런 걸 어떻게 마십니까?"

내가 요료법을 한다고 하면 대부분 반응이 이렇다. 차마 이런 대꾸조차 못 하는 분들은 어색한 표정을 지으며 내 눈길을 피하기 바쁘다. 빨리 다른 화제로 돌리기 바라는 표정이 역력하다. 듣기만 해도 비위가 상한다는 반응이 돌아오기도 하는데, 물론 이해하지 못하는 바는 아니다. 대부분 사람이 오줌은 배설물이고, 배설물은 가치가 전혀 없는 노폐물 내지는 분비물이라고 인식하니 어쩌면 당연한 반응일 것이다.

하지만 앞에서도 이야기했듯이 옛사람들은 오줌을 더럽고 나쁜 것으로 생각하기는커녕, 오히려 몸에 이로운 약으로 보았다. 멀리 갈 것도 없이 한방에서는 인뇨를 '정력을 돋우고, 화(火)를 내리며, 출혈을 멈추게 하고, 어혈(瘀血)을 없애는 효능이 있는 약재'로 다루었다. (《중약대사전(中藥大辭典)》 기록) 그런데 대체 왜, 언제부터 오줌은 더럽고 독성이 있는 배출물이라는 인식이 생겨났을까? 이런 인식은 정말 정확한 근거가 있을까? 혹시 오줌이 억울한 누명을 쓰고 있는 건 아닐까?

사람들이 오줌을 마시는 것을 두려워하는 까닭은 그것을 더러운 분변(糞便), 즉 똥과 같다고 여기고 똑같이 취급하기 때문이다. 이는 분명 인식의 오류, 즉 오해다. 옛날 유럽의 흑사병은 설치류의 배설물로 감염되었고, 가축의 배설물이 썩어 하류로 흘러 들어가면 전염병이 돌아 많은 사람과 가축이 죽었다. 흑사병은 유럽 인구의 3분의 1을 죽게 했을 정도로 그 위세가 대단했고, 일반적인 전염병도 역병이라 하여 사람들을 극심한 공포로 몰아넣었다. 이렇듯 사람이나 동물의 배설물에 대한 공포와 불안이 생겨나면서 오줌이 똥과 구분되지 못하고 오해를 받게 된 것이다. 또 원래 무균한 오줌이 공기 중에 오래 노출되면 변질하는데, 이때 나는 냄새 때문에 덮어놓고 더럽다고 오해하기도 한다.

결론부터 말하자면 오줌과 똥은 전혀 다르다. 두 가지 모두 체외로 배출되는 것은 사실이나 그 경로가 다르다. 우선 똥은 사람이 음식물을 씹어 삼켜서 영양분과 수분을 흡수한 후에 더는 분해하기 힘든 찌꺼기가 대장을 거쳐 항문으로 배출되는 것이다. 그러므로 진정한 체내 물질대사의 산물이라 보기 어렵다. 오줌의 생성 과정에 대해서는 다음 내용에서 자세히 설명하겠다.

◆ 요혈동원: 오줌은 혈액으로부터 나온다

오줌의 생성 과정과 배출 경로는 똥의 그것과 전혀 다르다. 우리 몸에 흡수된 영양분은 혈관을 통해 체내 여러 기관을 돌면서 산소를 공급하고 몸 안에서 생긴 물질들을 모으는 등의 물질대사의 과정을 거친다. 이때 체내에서 생겨난 질소화합물 등이 혈액을 따라서 마지막으로 신장을 통과한다. 신장의 사구체와 보먼주머니에서 걸러진 여과물이 요세관을 따라서 방광에 들어가 저장되었다가 일정량이 모이면 요도를 따라 체외로 배출되는데 이것이 오줌이다. 따라서 오줌은 혈액의 윗물이며, 수혈용 혈청과 같은 성분이다. 이런 이유로 똥에는 각종 균과 충이 있지만, 오줌에는 전혀 없다. 오래전 도올 김용옥 교수 역시 똥과 오줌을 구분한 글을 읽은 적 있어 그 내용을 소개하고자 한다.

"똥은 '입-식도-장-항문'이라는 정해진 관(管)을 음식물이 통과하면서 더는 인체에서 흡수하기 힘든 결과물을 배출한 것이므로 한 번도 관 외의 체내를 구경해보지 못합니다. 반면 오줌은 밖에서 들어와 인체의 각 순환기에 흡수되어 혈액을 따라 순환한 뒤 다시 밖으로 나가는 것이므로 똥과 오줌은 근본적으로 다릅니다."

오줌은 혈액을 신장에서 걸러 나온 것이니, 혈액은 오줌의 모체(母體)요, 오줌은 혈액의 분신이라 할 수 있다. 이른바 '요혈동원(尿血同源)'이라는 말도 여기에서 나왔다. 조선 시대에는 오줌을 배설물이라 하지 않고 여혈(餘血), 즉 '남아서 흘러나가는 혈액'이라고 불렀다고 하니 역시 선조들의 지혜는 대단하다.

의사들도 인정하는 요료법

현대의 의사와 간호사 등 의료계 종사자들 역시 건강한 사람의 신선한 오줌은 무균하고 깨끗한 액체임을 인정한다. 요료법이 널리 보급된 일본의 미에대학(三重大学) 비뇨기과 교수 가와무라 히사이치(川村寿一)는 "오줌은 혈액보다 더 깨끗하다."라고 단언했고, 쇼와대학(昭和大学) 공공위생학 교수 안자이 사다무(安西定) 교수는 "오줌은 가장 훌륭한 음료다."라고 했다. 혈액은 생명의 근원이고, 오줌은 이 혈액을 신장에서 걸러 나온 것이니 어찌 보면 오줌이 혈액보다 더 깨끗하다고 할 수도 있겠다. 오줌은 더럽지 않으며, 무독무해한 것으로 오줌을 마시는 행위는 인체에 유해하지 않다. 우리나라에서도 깨어 있는 의사들이 요료법의 효능에 대해 증언하고 있다. (《의사가 체험으로 말하는 요료법》, 《의사가 권하는 요료법》 참조)

요료법과 오줌에 관한 문헌을 찾고 탐구하며, 사람들과 이에 관해 이야기를 나눌수록 오줌이 너무 '억울한 오해'를 받고 있다는 생각이 든다. 그 기본적인 내용은 설명히였으나 일빈인들이 좀 더 간단하게 이해할 수 있도록 이 장의 마지막 부분에 '오줌에 대한 오해 Q&A'를 더했으니 참고하기 바란다.

◆ 진짜 오줌을 이해하다

우리는 생활하면서 알게 모르게 몸속의 액체를 몸 밖으로 내보낸다. 땀, 침, 눈물, 그리고 소변이 그것이다. 건강한 성인 남자의 경우, 하루에 대여섯 번 정도, 약 1~2ℓ의 오줌을 몸 밖으로 배출한다고 알려져 있다. 오줌은 여러 가지 노폐물이나 분비물이 함께 섞여 있을 수 있는 여타 배설물과는 달리, 일정량의 전해질과 단백질 대사산물이 전부인 무균 상태의 깨끗한 배출물이다. 많은 사람이 더럽다고 여기는 오줌이지만 갓 배출한 오줌은 다른 체내 분비물인 눈물, 콧물, 침, 땀 등에 비교해 훨씬 깨끗하다.

나카오 료이치 박사의 강연에서 재미있는 비유를 본 적 있다. 그는 오줌이 더럽다는 사람을 이해하기 어렵다면서 실제로는 오줌보다 훨씬 더 많은 균을 가지고 있는 침을 예로 들었다. 연인끼리 키스를 하면 서로의 침을 삼키게 되는데, 왜 그건 아무렇지도 않게 생각하면서 오줌을 마신다고 하면 그렇게 펄쩍 뛰냐는 거다. 실제로 그렇지 않은가? 유아들은 원래 입속에 균이 없다고 한다. 그런데 조부모나 부모가 예쁘다고 입을 맞추면서 그들 입안에 있는 균이 들어가 각종 병을 만든다. 또 양수는 어떠한가? 자궁 속의 양수와 오줌은 거의 같은 물질이다. 태아는 양수를 마시고 다시 오줌을 양수에 배출하지만, 양수가 불결하다고 여기는 사람은 없다. 다시 한번 강조하건대, 오줌은 무균 무독한 물질로 깨끗한 액체다.

깨끗한 오줌

오줌은 우리 몸을 순환하고 신장에서 걸러진 혈액의 결과물이다. 혈액이 신체의 각 조직을 순환하면서 일어난 체내신진대사의 노폐물과 수분이 신장에서 여과되어 체외로 배출되는 것이다. 정상 상태의 오줌은 대개 pH5~6.5의 약산성으로 95% 이상이 물이다. 소변의 주성분인 물은 단순히 노폐물을 녹이는 용액으로 기능할 뿐 아니라 배설과 재흡수를 통해 수분과 전해질의 균형을 조정한다. 나머지 약 5%는 오줌에 녹아있는 고형 성분이다. 유기물질과 무기물질이 대부분을 차지하며, 다양한 생리활성물질도 포함되었다. 더 자세한 내용은 이 장의 마지막에 있는 '오줌의 주요 성분'을 참조하기 바란다.

정상적인 소변 색은 맥주에 약간의 물을 탄 듯한 맑은 황갈색(밀짚색)으로 냄새가 거의 없다. 물론 정상적인 소변도 수분 섭취량과 탈수의 정도에 따라 색이 거의 무색부터 호박색까지 다양하다. 소변의 색이 짙은 황색이나 호박색, 갈색빛에 가깝다면, 몸에 수분이 부족하거나 발열, 구토, 설사, 다한증이 있어 소변이 농축된 것으로 볼 수 있다. 복용하는 약물과 음식물에 의해서도 소변 색이 변할 수 있다.

오줌의 구성성분과 깨끗함에 대해서는 이전의 많은 전문가가 소개한 바 있고 이견이 없으며, 심지어 아동용 생물과학도서에도 종종 등장하는 이야기다. 그러므로 여기서는 이 정도로 하고 상세하게 다루지는 않겠다. 다만 자연건강법 탐구 중에 발견한 일본 하야시바라 생물화학연구소(林原生物化學研究所)의 연구 결과가 상당히 유의미하다고 생각하기에 다음에서 소개하고자 한다.

◆ 일본 하야시바라 사의 연구

일본의 바이오그룹 하야시바라 생물화학연구소는 1980년대부터 90년대 초까지 서구 유럽의 관련 업계 기업들과 공동으로 오줌과 요료법을 연구했다. 그들은 긴 시간 동안 꾸준히 엄청난 인력과 자금을 쏟아부어서 몸을 건강하게 하고 병을 없애는 오줌의 신비를 밝혀내기 위해 공을 들였다. 하야시바라 연구팀은 각종 화학 분석을 거쳐 오줌에 100여 종의 물질이 포함되었으며, 대부분 다양한 생리활성물질임을 밝혀냈다. 그 내용은 다음과 같다.

- 유기물질 20종
- 무기물질 12종
- 아미노산 11종
- 색소 5종

- 비타민 10종
- 호르몬 20종
- 효소 7종
- 혈구 세포 4종

이후 하야시바라 연구팀은 이 물질들을 전부 개별 분석해서 인체에 놀라울 정도로 유익한 것을 엄선해 다음과 같이 발표했다.

1. 면역항체

면역항체는 인체가 균이나 바이러스를 퇴치하기 위해서 스스로 만들어내는 물질이다. 보통 혈액 속에 존재하며 혈액이 신장에서 여과될 때, 오줌과 함께 체외로 배출된다.

2. 인터페론(interferon)

인터페론은 항바이러스성 물질이다. 제약사들은 동물의 체내에서 천연형 인터페론을 추출하고, 병원에서는 간염이나 암 환자에게 이 물질을 주사해 면역력을 높인다. 강력한 면역증강제인 인터페론은 체내에 새로운 항체를 만들고 바이러스를 퇴치한다.

3. 저분자화합물 펩타이드(Small Molecule Peptide)

저분자화합물 펩타이드는 체내에서 생성하는 펩타이드 물질로 항암효과가 뛰어난 것으로 알려져 있다. 암을 예방하고 치료하는 이 물질 역시 오줌에 포함되어 있다.

4. 각종 호르몬

특정 세포로부터 분비된 각 호르몬은 혈액으로 운송되어 다른 세포들이 제 기능을 발휘하도록 자극하는 역할을 한다. 예컨대 세포막 강화, 세포핵 활성화, 신진대사 촉진, 세포 분열과 재생 촉진, 회복성 기능, 생식능력 증대 등이 여기에 속한다. 이런 활동들은 노화를 방지하고, 신체가 가장 좋은 밸런스를 유지하는 데 매우 중요한 역할을 한다. 연구에 따르면 오줌에는 약 20여 종의 호르몬이 포함되었다고 한다.

5. 칼리크레인(kallikrein)

칼리크레인은 순환계 작용 효소로서 혈액순환 조절 기능이 탁월하다. 혈관을 확장해서 혈액순환량을 늘리고, 세포에 영양을 전달하는 등 순환장애를 개선한다.

6. 프로스타글란딘-E1(prostaglandin E1)

프로스타글란딘-E1은 칼리크레인과 마찬가지로 혈관을 확장해 혈액순환을 촉진한다. 더불어 혈소판 응집 억제 작용을 하며 적혈구의 흐름을 좋게 한다. 세포막을 강화하고 이뇨 작용 등을 돕는 효과도 있다.

7. 유로키나제(urokinase)

유로키나제는 단백질 분해효소로 혈전을 녹여주는 물질이다. 보통 혈전 용해제의 원료로 사용되어 뇌졸중 치료제나 동맥경화 예방약 등에 사용된다. 한때 모 제약회사에서 공공장소 등에서 오줌을 모아 유로키나제를 추출했다는 사실은 잘 알려져 있다.

8. 헴(heme)

헴은 헤모글로빈에 들어있는 붉은 색소 분자로 철분을 함유했다. 주로 악성빈혈 치료제에 쓰인다.

9. 레시틴(lecithin)

글리세로 인산(glycerophosphoric acid)을 포함한 인지질의 하나인 레시틴은 뇌 신경 강화기능이 있다. 노화를 늦추며, 혈액 속에 있는 콜레스테롤을 분해하고 지방 유화작용을 한다.

이외에도 오줌 속에는 우리 몸에 유용한 성분이 많다. 나는 요료법의 가장 큰 장점으로 항바이러스 기능과 질병 억제 기능을 꼽는다. 그래서인지 혹자는 오줌을 신생아들이 먹는 모유에 비유하기도 한다. 오줌은 건강한 사람에게는 예방약이며, 병든 사람에게는 치유제인 그야말로 '생명수'다.

■ 오줌의 주요 성분

성분분석 결과, 오줌에는 여러 영양소를 비롯해 각종 효소, 호르몬 및 항체가 포함된 것으로 밝혀졌다. 이러한 성분들은 인체 자체의 기능을 향상하는 데 도움이 될 뿐 아니라, 바이러스 박멸, 혈액순환 개선, 세포 활성화 작용 등에 영향을 미친다. 오줌의 주요 성분은 크게 유기성분, 무기성분, 생리활성물질로 나눌 수 있다.

1. 유기성분

요소(尿素, urea), 요산(尿酸, uric acid), 크레아티닌(creatinine), 히푸르산(hippuric acid), 유로크롬(urochrome), 포름산(formic acid), 시트르산(citric Acid), 옥살산(oxalic acid) 등

2. 무기성분

인(P), 칼슘(Ca), 칼륨(K), 나트륨(Na), 염소(Cl), 철(Fe), 구리(Cu), 코발트(Co), 셀레늄(Se), 아연(Zn) 등

3. 생리활성물질

(1) **당류**: 포도당(glucose), 과당(fructose), 갈락토스(galactose), 아라비노오스(L-arabinose) 등

(2) **아미노산**: 알라닌(alanine), 아스파르트산(aspartic acid), 아르기닌(arginine), 글리신(glycine), 글루탐산(glutamic acid), 시스틴(cystine), 발린(valine) 등

(3) **색소**: 유로크롬(urochrome), 우로빌리노겐(urobilinogen), 빌리루빈(Bilirubin), 유로빌린(urobilin) 등

(4) **비타민**: C, B1, B2, B6, B12, 엽산(folate), 콜산(cholic

acid) 등

(5) **호르몬**: 부신피질 호르몬, 여성호르몬, 남성호르몬, 아드레날린(adrenaline), 노르에피네프린(norepinephrine),

(6) **효소**: 디아스타아제(diastase) 등

(7) **항체**: 인체의 면역 기능을 향상하고 질병과 싸워 이기는 주요 물질

(8) **기타 성분**: 혈청, 인돌-3-아세트산(indole-3-acetic acid) 등

■ 오줌에 대한 오해 Q&A

▲ 오줌에 독성이 있다?

중국 명나라의 의서인 《본초강목》은 '사람의 오줌은 맛이 짜고, 차가운 성질이며, 독이 없다. 사람의 혈액은 맛이 짜고, 따뜻한 성질이며, 독이 있다.'라고 했습니다. 이처럼 옛사람들은 오줌에 독이 없다고 보고 약용으로 쓰면서, 오줌의 근원인 혈액은 오히려 독이 있다고 보았습니다. 오줌은 혈액보다 깨끗하고 독성도 없습니다. 실제로도 혈액에 의한 감염은 존재하지만, 갓 배출되어 깨끗한 오줌으로 감염된다는 이야기는 들리지 않습니다.

▲ 오줌에 균이 있다?

우선 건강한 사람의 오줌이 눈물, 침, 땀 등 다른 신체 분비물보다 깨끗하고 무균이라는 사실은 다양한 연구에서 밝혀진 바 있습니다. 옛날 재래식 화장실을 생각해보면, 똥에는 파리가 꼬이고 구더기가 들끓지만, 오줌은 그렇지 않습니다. 똥은 대량의 균이 존재하는 체내 여러 소화기관을 거치는 까닭에 역시 균이 많지만, 오줌은 똥과 그 생성 과정이 판이하므로 똥과 같이 보아서는 안 됩니다. 오줌은 체내를 순환한 혈액이 신장에서 여과되어 방광에 머물다가 나오는 것입니다. 오줌이 생성되는 모든 과정이 전부 완전히 밀폐된 환경에서 이루어지므로 무균 상태입니다. 혹여 균이 있다고 해도 위산으로 제거된다고 합니다.

▲ 오줌을 마시면 부작용이 있다?

거의 없으며, 있더라도 보통의 약보다 훨씬 적다고 할 수 있습니다. 원래 모든 약은 부작용이 있습니다. 그런데 사람들은 이를 별로 신경 쓰지 않으면서 오줌의 부작용을 걱정합니다. 만약 오줌에 부작용을 일으킬 만한 성분이 있었다면 방광에 고여 있을 때, 문제가 발생하지 않았을까요? 종종 오줌을 마셨을 때 발생하는 호전반응을 부작용으로 착각하기도 합니다. 하지만 이는 오줌을 마심으로써 내 몸이 건강해지고 있다는 신호이므로 걱정할 필요가 없습니다. 호전반응에 관해서는 다음 장에서 더 자세히 설명합니다.

▲ 차라리 물을 마시는 편이 낫다?

어떤 사람은 오줌의 95% 이상이 물이니 냄새나는 오줌을 마시느니 물을 마시고, 나머지 성분은 음식이나 약으로 먹는 편이 낫지 않냐고 합니다. 이는 오줌 속의 물이 보통의 물과 전혀 다르다는 사실을 모르기에 하는 말입니다. 체내 세포를 둘러싸고 보호하는 물은 육각수(六角水), 즉 화학적 구조로 볼 때 6각형 고리 구조가 많은 상태의 물입니다. 그래서 육각수는 생체분자와의 친화성이 가장 높은 것으로 알려져 있습니다. 연구에 따르면 오줌 속 물의 62%가 바로 6각형 고리 구조를 갖추고 있다고 합니다. 즉 오줌을 마심으로써 체내의 육각수를 보충하고 세포의 활력을 증강해서 나아가 인체의 노화를 늦출 수 있다는 이야기입니다. 보통의 물에는 이러한 기능이 없습니다.

▲ 오줌 속 요소와 요산이 몸에 해롭다?

그렇지 않습니다. 오줌 속의 요소는 이뇨 작용을 하는 물질입니다. 요소는 혈액이나 림프액 속에서 세포를 둘러싸고 보호하는 물질로 매일 50mg 이상을 복용했을 때 독성이 생깁니다. 하지만 사람이 매일 체외로 배출하는 오줌을 모두 마신다고 해도 요소는 겨우 15mg에 불과합니다. 요산 역시 인체가 필요해서 직접 만들어내는 물질로 비정상적으로 수치가 올라가지 않는 이상 문제가 되지 않습니다. 오히려 통풍에 좋고, 항산화 작용을 한다고 알려져 있습니다.

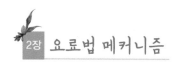

2장 요료법 메커니즘

제11장에서는 요료법을 만난 계기와 요료법의 역사를 설명하고, 오줌이라는 물질을 근본적으로 분석해보았다. 아마 여기까지 꼼꼼히 읽은 독자라면 오줌이란 것이 일반적인 인식과 달리 유해해서 피해야 하는 물질이 아니며, 오히려 우리 몸에 유익한 점이 더 많다는 사실을 알게 되었을 것이다. 이제 요료법의 원리와 효능, 방법 등을 알아볼 차례다. 전부 나의 경험과 탐구로 습득한 내용이며 절대적으로 옳다고 주장하는 것이 아님을 밝혀둔다. 모든 자연건강법은 스스로 경험하고 변화를 느꼈을 때, 그 의의가 가장 크다.

◆ 내가 나를 건강하게 만든다

내가 가장 안타깝게 생각하는 잘못된 인식은 바로 병원에 가서 고생스러운 치료를 하고 비싼 약과 주사를 처방받지 않으면 병이 나을 수 없다고 생각하는 것이다. 그러한 행위가 체내에서 어떠한 효과를 일으키고 실제로 어떤 변화가 일어나는지 일일이 눈으로 확인하지 못하면서도 그렇게 해야만 병을 고칠 수 있다고 맹목적으로 믿는다. 아마도 교육을 통해서 현대 의학만이 사람을 살릴 수 있는 가장 과학적이고 선진화된 방법이라는 생각이 주입되었기 때문이리라. 이 대목에서 나는 과거에 분유 산업이 크게 번창하던 시대가 떠오른다. 불과 몇십 년 전만 해도 우리나라뿐 아니라 의료 산업이 발달한 미국에서조차 분유 회사에서 뒷돈을 받아 챙긴 의사가 분유를 권장하던 때가 있었다. 모유가 훨씬 좋은 걸 알면서도 말이다. 세상에는 이와 유사하게 진실을 보고 듣는 눈과 귀를 가리는 것이 너무나 많다. 요료법 역시 그 희생물이라는 생각이 들지 않을 수 없다.

최고의 자기치유

요료법은 일종의 생물요법으로 자연건강법 중 하나다. 꾸준히 요료법을 한 것으로 알려진 우암 송시열 선생은 엄동설한에도 추위를 모를 정도로 손발이 따뜻했고, 여든 살이 되어서도 머리카락에 윤기가 있어 제자들이 늘 감탄했다고 한다. 요료법은 현대 의학에서 화학적으로 제조한 약물과 주사 등으로 질병을 치료하는 행위와 달리, 스스로 고유하게 만들어낸 '체내 생성 물질'인 오줌으로 '양생', 즉 목숨을 아끼고 생명의 유지, 존속을 위해 노력하는 방법이다.

요료법은 병이 없는 사람의 건강을 돌우고 강화하는데, 병이 있는 사람에게는 그 진행을 늦추고 통증을 완화하는 데 도움이 된다.

알다시피 인체가 생존하고 활동하는 기본 원리는 바로 신진대사
다. 요료법은 오줌을 마심으로써 그 안에 포함된 생리활성물질이
체내 '자율신경, 내분비, 면역'의 세 가지 신진대사 과정을 균형 있
게 만들고 서로 협력하도록 돕는다. 보통의 화학적 약물이 발병한
병증에 직접 작용하는 것과 달리, 요료법은 인체의 고유한 치유의
본능, 즉 자기 면역력을 강화하는 작용을 한다. 정리하자면 요료법
의 궁극적인 목적은 신체가 스스로 병이 없고 더 강하게 만들어 진
정으로 건강해지는 데 있다.

◆ 요료법은 치유의 본능을 깨운다

요료법의 가장 큰 효과는 인체가 지닌 치유의 본능을 깨운다는
데 있다. 인간은 자연 치유의 힘으로 각종 질환을 다스릴 수 있으
니 이야말로 건강의 본질이다! 오줌을 마시면 치유의 본능이 깨어
나고, 치유의 본능이 깨어나면 자가 면역이 강화되어 어떠한 병이
와도 모래성이 허물어지듯 쉽게 무너지지 않고 굳건하게 맞설 수
있다.

요료법이 면역 체계 강화와 혈액순환에 도움을 주므로 꾸준히
한 사람은 어느 순간 피로를 느끼지 않고 건강해진다. 이런 사람들
은 좀처럼 병에 걸리지 않는다. 체험자들의 임상 사례만 봐도 그

효과의 범위가 얼마나 큰지 알 수 있다. 감기, 비염, 당뇨, 고혈압, 신장병, 관절염, 여드름, 습진, 무좀, 변비, 성병, 냉증, 결핵, 백혈병, 치주염, 소화기 장애, 대장염, 십이지장염, 간염, 치질, 화상, 식중독 발진, 어깨와 허리 통증, 편두통, 통풍, 류머티즘 관절염, 대상포진, 찰과상, 월경 불순, 자궁근종, 각종 암, 심지어 우울증까지 다양한 질병과 증상에서 효능을 보았다는 증언이 넘쳐난다.

오줌은 만병통치약이 아니다

물론 요료법이 만병통치약이라는 이야기는 아니니 오해하지 말기 바란다. 오줌을 마신다고 말기 암이나 에이즈 같은 불치병을 뚝딱 고칠 수는 없다. (조물주가 아닌 다음에야 이런 장담을 하는 사람을 믿어서는 안 된다.) 다만 요료법으로 고통을 줄이고, 다른 치료를 좀 더 수월하게 하는 데 도움이 될 수는 있다. 또 각종 피부염 증상에 바르거나 마사지해서 효험을 봤다는 증언이 있지만, 그렇다고 골절이나 관절탈구의 상황까지 요료법으로 해결된다는 이야기는 아니다. 이는 당연히 외과적인 처치를 받아야 하며, 뼈를 잘 접합한 후에 요료법을 한다면 빨리 아물어 본래의 기능을 되찾는 데 도움이 될 것이다.

요료법을 꾸준히 해두면 치유의 본능이 깨어나고 혈액순환이 좋아지며 자기 면역력이 강화되어서 병에 잘 걸리지 않을 수 있다. 또 설령 병이 났다고 해도 그 고통이 그리 크지 않을 것이다.

안타깝게도 병이 나기 전에는 요료법에 대한 거부감이 크고, 남들이 어떻게 볼까 두려워 선뜻 시도하지 못하는 사람이 많다. 하지만 100세 시대에 무병장수의 꿈을 이루는데 오해로 말미암은 거부감과 남의 눈이 그리 중요하겠는가? 많은 사람들이 거부감, 선입견을 버리고, 타인의 시선을 의식하지 말고 하루라도 일찍 자신을 위해 요료법을 시작하기 바란다.

◆ 건강할 때 시작하라

어떤 사람들은 오줌을 마시는 요료법은 말기 암 환자나 시한부 선고를 받은 사람들이 더 할 수 있는 일이 없을 때나 하는 거 아니냐고 반문한다. 또 워낙 병에 잘 걸리지도 않는 건강 체질인데, 수명을 늘려주는 것도 아니라면 굳이 오줌까지 마셔야 하냐고 웃는 사람도 있다. 모르는 이야기다. 건강이란 것은 절대 자신하는 것이 아니며, 한 번 무너지기 시작하면 걷잡을 수 없기 때문이다. 요료법은 이미 시작된 질환을 다스리는 효과가 있을 뿐 아니라, 질환에 대한 예방 측면에서도 효과가 매우 크고 중요하다. 오히려 후자에 더 방점을 두어야 한다.

나는 요료법이 모든 이의 건강 예방법으로 자리 잡아야 한다고 생각하는 사람이다. 앞서 이야기한 것처럼 요료법의 핵심은 치유의 본능을 깨우고 강화하는 것이므로 최대한 빨리 시작하는 편이 좋다. 병이 생긴 후에야 부랴부랴 할 것이 아니란 말이다.

예방이 우선이다

이미 다 타버린 초에 아무리 불을 붙여봤자 촛불이 살아날 리 없다. 요료법이 아무리 좋다 해도 너무 늦으면 아무 소용 없다. 예를 들어 이야기해보자. 어떤 사람들은 암 판정을 받으면 여러 병원을 순회하듯 돌면서 치료를 받는다. 하지만 부작용만 심할 뿐, 아무 소득도 없으며 점점 병세가 악화하기만 한다. 죽음이 임박해서야 살겠다고 그제야 오줌을 마셔봤자 병이 뚝딱 치료될 리 없다. 그건 기적이고, 요료법은 기적을 행하는 것이 아니다. 기적을 기대한다면 다른 방법을 찾기 바란다. 다른 모든 치료법과 마찬가지로 죽음의 경계에서는 요료법 역시 큰 효과를 일으키지 못한다.

어떤 사람은 다른 걸 다 해보고, 더는 할 것이 없어서 요료법을 잠시 해보고는 별 효과도 없다며 비난한다. 이전에 한 의료 처치에 대해서는 아무 말도 없으면서 말이다. 또 젊고 건강할 때는 평생 그렇게 살 것만 같으니 두려울 게 없나 보다. "저는 병 한 번 안 걸리는 사람입니다!"라든지, "그렇게 오래 살고 싶지도 않아요, 그냥 지금처럼 건강하게 살다가 깔끔하게 죽으렵니다!"라는 말을 쉽게 한다. 모르는 소리이자 안 된 소리다. 누구나 늙고, 원하든 원하지 않든 병에 걸리기 때문이다.

요료법은 '예방에 초점을 맞춘' 건강법이 되어야 한다. 가장 좋은 것은 병에 걸리기 전에 건강할 때부터 무병장수를 위해 오줌을 마시는 것이다. 요료법은 병이 났을 때 고통을 완화하고, 몸의 기본 건강을 다져서 다른 치료의 효과를 높이는 데 도움이 된다.

◆ 오줌은 내 몸의 정보 수용체다

사람의 오줌은 그 물질 구성성분이 근본적으로 같으나 각 항목의 구체적인 양은 다르다. 이러한 '다름'은 바로 그 사람의 몸 상태, 인체 내부의 상황이 제각각이기에 발생한다. 생성 과정에서 알 수 있듯이 오줌은 혈액에서 비롯되는데, 혈액은 체내 곳곳의 장기와 세포 등을 거치며 각종 정보를 담고 저장한다. 신장에서 걸러져서 나온 오줌에도 그 정보가 고스란히 남아 있다. 몸에 이상이 있어서 병원에 가면 피 검사와 더불어 가장 먼저 기본적으로 소변을 검사하는 데서도 알 수 있다.

오줌은 그 사람의 신체 내부에 어떠한 결함이 있는지, 무엇을 보충해야 하는지, 또 무슨 병이 존재하는지를 알려주는 정보 수용체 같은 역할을 한다. 이 정보는 오줌을 마실 때, 구강과 인후에서 병변을 감지하는 '리셉터(수용체)'에 흡수되고 신속하게 전신으로 전달되어 분석된다. 그리고 바로 이때 고유한 치유의 본능이 작용하기 시작한다. 치유의 본능은 오줌이 전달해준 정보를 즉각 파악해서 주요 공격 방향을 확정하고, 가장 '적합한 처치'를 채택해 문제를 해결한다.

혈액에서 걸러져 분리되어 나온 오줌은 그 사람의 각종 병에 대한 정보(항원)를 담고 있을 뿐 아니라, 체내 면역계에서 생성해 낸 물질과 그 병이 벌인 '투쟁의 증거(항체)'까지 가지고 온다. 오줌을 마실 때, 이런 항체 역시 다시 체내에 흡수되면서 몸이 병과 싸우는 힘을 증가시킬 수 있다. 일본 요료법의 창시자 나카오 료이치가 요료법을 '생물 정보의 피드백'이라고 묘사한 까닭도 여기에 있다.

요료법에 대해서 이야기하면 어떤 사람들은 "오줌이 그렇게 좋은 거라면 제약회사나 의료계에서 진작 먹기 좋게 약으로 만들지 왜 가만히 있겠습니까?", "오줌에서 좋은 성분을 추출해 알약 하나로 딱 만들어서 주면 모를까, 저는 죽었다 깨나도 못 하겠습니다!"라고 농담인지 진담인지 모를 말을 한다.

앞서 설명한 대로 오줌은 내 몸의 정보 수용체 역할을 하며, 그렇기에 반드시 자기 오줌을 먹어야 한다. 자기 오줌을 마셔야 몸이 정확한 정보를 받아들여서 내 몸을 지키는 '병사들을 제대로 된 방향으로' 보내어 기대한 효과를 얻어낼 수 있다. 다른 사람의 오줌을 마셔봤자 자기 상황과 다른 정보를 얻을 뿐이고, 몸이 스스로 '오진'하여 자칫 엉뚱한 곳으로 병사를 보낼 수도 있다.

◆ 요료법이 만드는 변화

일본의 바이오그룹 하야시바라 생물화학연구소는 오줌으로 만든 유로키나제와 천연형 인터페론을 개발했다. 그들은 오줌에 소량이지만 생체 내의 유효 물질이 골고루 들어있어 혈액 성분과 거의 같다는 것을 밝히고, 요료법에는 다음과 같은 효과가 있다고 발표했다.

1. 면역 증강 효과

오줌에는 체내에 침입한 병과 싸운 여러 성분이 포함되어 있다. 암 수술 후에 항암치료와 함께 요료법을 병행한 사람의 회복 속도가 그렇지 않은 사람보다 빠르다는 임상 보고도 있다. 오줌 속에 있는 20여 종의 호르몬은 중추를 자극하고 특정한 세포에 작용해서 고유한 치유의 본능을 일깨운다. 덕분에 요료법을 꾸준히 한 사람은 피로를 느끼지 않고 잔병치레하지 않는다.

2. 혈류 촉진 효과

오줌에는 혈액순환을 원활하게 하는 물질이 포함되었다. 고혈압이 있는 사람이 요료법을 하면 혈압이 정상치로 회복되고, 뇌의 순환장애가 개선된다. 또 혈관이 확장되어 말초신경까지 골고루 영양소가 전달될 수 있다. 요료법을 시작하면 혈색이 좋아지는 까닭이다. 또 오줌에는 혈전용해제로 사용되는 유로키나제가 함유되어서 혈전으로 발생하는 심근경색이나 협심증을 방지하는 데 효과적이다. 또 평소에 혈액순환이 잘 안되어서 건망증이 있고, 항상 피로를 느끼는 사람도 요료법을 하면 혈액순환이 원활해져서 예전의 영민함을 찾게 된다.

3. 조혈 효과

오줌에는 적혈구를 증식하는 성분이 들어있다. 이 성분은 혈액의 생성에 도움을 주어 평소에 빈혈이 있는 사람에게 좋다. 또 오줌 속의 요소는 소화관에 서서히 흡수되어서 수분의 이동을 촉진하여 점차 배뇨 양이 늘어나고 원활해진다.

4. 뇌세포 활성화 효과

오줌을 마시면 뇌세포의 기능이 활발해져서 스트레스에 쉽게 무너지지 않을 수 있다. 또 우울증, 조울증 등의 불안증세와 불면증에 탁월한 효과가 있다는 임상 보고도 있다. 실제로 요료법을 하는 사람들의 이야기를 들어보면 머리가 맑아지고 몸이 가벼워지며, 피로를 느끼더라도 빠르게 회복된다고 한다.

이상의 네 가지 변화는 우리 몸의 근간이 되는 '자율신경, 내분비, 면역'의 세 가지 신진대사 과정을 원활하고 효과적으로 바꾸어

준다. 요료법이 얼마나 탁월한가를 보여주는 부분이다. 요료법은 화학 약물처럼 어느 한 가지 질병에 초점을 맞추어 그것만 고치는 데 주력하지 않으며, 몸 자체를 강하게 만드는 방법이다. 오줌 속에 담긴 정보를 바탕으로 그 사람에게 부족한 부분이 강화되는 것이다. 그래서 요료법 임상 사례를 보면 '이렇게 많은 병에 다 효과가 있단 말이야?'라는 생각이 들 정도로 다양하고 그 범위가 넓다. 사람마다 기능이 저하되거나 부족한 부분이 각기 다르니 당연한 일이다.

몸이 근본적으로 강해지므로 요료법을 하는 사람은 잔병치레하지 않는다. 피부와 두발 건강이 향상되며, 호흡, 소화, 운동, 신경, 내분비, 월경 불순, 생식 기능 등에서 개선 효과가 나타난다. 또 체내의 거의 모든 시스템이 제 기능을 다 하도록 도우므로 노화를 방지해 젊음을 유지할 수 있다.

한 가지 당부할 것은 그렇다고 해서 요료법을 만병통치약이라 볼 수는 없다는 점이다. 선천적인 발육 및 정신 장애, 골절, 탈골, 심장 수술, 투석 및 인공기관 삽입 등에는 영향을 줄 수 없다.

◆ 호전반응에 관하여

'호전반응(好轉反應)'은 체내의 화학물질과 독소, 대사 찌꺼기 등을 배출함으로써 우리 몸이 새롭게 태어나는 과정이다. 한의학에서는 '명현현상(瞑眩現像)'이라고 하는데 막혀 있던 기혈이 풀어지는 과정에서 나타나는 반응을 가리킨다. 쉽게 말해서 호전반응은 몸이 '통증을 통해 회복을 시도하고 있다고 알리는' 일종의 시그널인 셈이다.

요료법을 시작하면 신진대사가 활발해지면서 대량의 균과 바이러스, 대사 찌꺼기 등이 우리 몸의 배설구로 한꺼번에 몰린다. 건강하지 않은 사람은 갑자기 늘어난 '일 처리'를 하느라 힘에 부치는데 이것이 바로 호전반응이다. 물론 오줌을 마신다고 전부 호전반응이 나타나지는 않으며, 아무런 반응이 없는 사람도 있다.

나는 워낙 이전부터 소식과 채식, 금주, 금연 등으로 몸 관리를 잘 해두었고 특별히 아픈 데가 없어서인지 호전반응이 없었다. 이처럼 호전반응의 출현 여부는 그 사람이 겪었거나 겪고 있는 질환, 체질, 심리 상태, 생활환경과 관련이 크다. 또 사람에 따라 호전반응의 기간과 증상, 정도도 각기 다르다. 짧게는 하루나 이틀 만에 끝나기도 하지만, 길게는 몇 주, 수개월에 걸쳐서 계속되기도 한다. 체내에 배출되지 못한 독소나 대사 찌꺼기가 많은 사람일수록 호전반응이 더 두드러진다. 주로 나이가 많거나 허약한 사람, 면역력이 약한 사람, 이전에 조직 기관에 손상이 있었던 사람, 약(특히 호르몬제)을 장기 복용한 사람 등에서 호전반응이 관찰된다.

임상 보고된 요료법 호전반응은 무척 다양하다. 보통 설사, 습진, 발열, 피로감, 통증, 무력감을 비롯해 메스껍거나 식욕이 떨어지기도 한다. 이 역시 개인의 상황에 따라 모두 다르며, 보통 이전의 병력 및 잠복한 병인(病因)과 연관해서 나타난다. 그래서인지 호전반응을 보고 과거의 병이 재발한 줄 착각해 깜짝 놀라기도 한다. 또 증상이 하나일 수도 있고, 여러 증상이 돌아가면서 혹은 동시에 나타나기도 한다. 간혹 처음 요료법을 할 때는 아무 반응이 없다가, 한참 뒤에 호전반응을 보이는 사람도 있다.

이해하면 쉽다

중요한 것은 호전반응을 정확히 이해하는 일이다. 제대로 알지 못한 상태에서 오줌을 마셨을 때, '몸이 더 나빠지는 것 같은' 느낌을 받으면 덜컥 겁을 먹는다. 혹시 요료법 때문에 괜히 몸에 더 큰 문제가 생겼을까 봐 걱정이 이만저만이 아니다. 정상적인 호전반응을 해로운 부작용으로 오인했기 때문이다. 이때 병원에 가서 검사를 받으면 아마 몇 가지 항목에서 정상치를 벗어나 있을 테니, 오인을 확신하고 요료법을 포기하고 만다. 이렇게 되면 체내 독소를 끝까지 배출하지 못하고 몸 안에 쌓아두는 셈이니 정말 안타까운 일이다!

호전반응은 쉽게 말해서 '내 몸이 좋지 않은 상황으로부터 탈출 중'이라는 의미다. 몸에 나쁜 것, 불량한 것들을 모두 깨끗하게 치우는 과정에서 발생하는 반응일 뿐, 음뇨로 말미암은 병리 증상이 아니다.

◆ 호전반응 대처법

우선 요료법을 시작하기 전에 호전반응을 충분히 이해하고, 심리적으로 준비하기 바란다. 호전반응이 출현한 까닭은 요료법으로 자극받은 내 몸이 수년간 체내에 쌓인 균, 바이러스, 독소, 각종 대사 찌꺼기 등을 공격해서 체외로 내몰고 있기 때문이라고 생각하자. 절대 도중에 포기하지 말고, 몸이 오줌의 도움을 받아 최후의 승리를 거둘 수 있도록 버텨야 한다.

수천 년의 역사가 있는 요료법은 현대에도 수많은 임상 사례가 계속 보고되고 있다. 그 내용 중에는 다양한 호전반응도 포함되어 있다. 임상 사례를 쭉 훑어보면 요료법으로 건강을 되찾은 사람들은 대부분 호전반응이 발생해도 흔들리지 않고, 그 효과를 굳게 믿었음을 알 수 있다. 실제로 건강은 심리의 영향이 무척 크다. 호전반응이 발생했다고 해서 치료 효과를 걱정하거나 의심하기보다는 차분하게 추이를 살피고, 몸이 전하는 신호를 가늠하는 편이 좋다. 체내에 침착되었던 독소가 씻겨나가 몸이 차츰 정화되어 건강하게 되어간다고 생각해야 한다.

설사는 가장 흔한 호전반응 중 하나다. 사실 설사는 요료법뿐 아니라 다른 약이나 치료법에서도 자주 보이는 호전반응인데, 하는 사람은 괴로워도 체내의 독소를 체외로 내모는 좋은 현상이다. 너무 힘들거나 일상생활에 불편함이 없다면 음뇨량을 조정하면서 설사가 잦아질 때까지 기다리는 것이 좋다.

일반적으로 견딜 수 있을 정도의 호전반응이라면 몸이 더 나아지기 위한 전조이니 놀라지 말고 계속 요료법을 시행하기 바란다. 그러나 증상이 심해서 생활에 불편함을 느낄 정도가 일주일 이상 계속되면 요료법을 잠시 쉬어도 좋다. 보통 다른 약을 복용할 때, 초기에 불편한 증상이 있으면 의사가 약을 당분간 끊었다가 다시 시작하라고 하는 것과 마찬가지다. 잠시 쉰 후에 음뇨량을 천천히 늘려가면서 재시도해 보고, 또 호전반응이 나타나면 다시 쉬면 된다. 이런 식으로 되풀이하다 보면 호전반응 증상도 점차 가벼워질 것이다. 효과가 있다고 확신하면서 인내심을 발휘해 내 몸의 반응을 살피면서 지속하는 태도가 중요하다.

■ 요료법 적용 범위

요료법은 몸의 부족한 부분을 메우고 강하게 만들어 고유한 치유의 본능을 강화하는 자연건강법이다. 특정한 질병에만 작용하는 화학 약물과 다르기에 적용 범위 역시 넓고 다양하다. 주로 다음과 같으며 모두 임상 사례가 보고된 내용이다.

- 호흡계 질환: 천식, 기관지염, 만성 폐쇄성 폐 질환, 폐심증, 폐결핵 등
- 소화계 질환: 위궤양, 장염, 궤양성 대장염 등
- 순환계 질환: 심장병, 심근경색, 고혈압, 저혈압, 협심증, 부정맥 등

- 운동계 질환: 경추 통증, 요통, 류머티즘 관절염, 대퇴골 괴사, 족저근막염 등

- 내분비 이상: 호르몬 분비 이상, 당뇨병, 췌장염 등

- 간 질환: 형별 간염, 간경화 등

- 피부 질환: 무좀, 사마귀, 섬유종, 건선 등

- 안과 질환: 백내장, 시력 저하, 녹내장 등

- 부인과 질환: 불임, 질염 등

- 치과 질환: 치주염, 치은농양 등

- 이비인후과 질환: 난청, 비염, 비후각 결핍 등

- 신경정신과 질환: 갱년기 관련 질병, 우울증, 파킨슨병 등

- 노화 현상: 빈뇨, 백발, 전립선 비대, 성 기능 감퇴 등

- 바이러스 및 세균 감염으로 인한 질환

- 말기 암 환자의 통증 완화 및 생존 기간 연장

〈요료상식10조(尿療常識十條)〉 (시궈펑(系郭峰), 중국 요녕성 요료협회, 2009) 참조

■ 요료법 Q&A(1)

▲ 원래 건강한 사람에게도 효과가 있나요?

오줌은 체내에서 직접 만들어내는 일종의 '건강 음료'와 같습니다. 지금 건강한 사람도 결국 노화를 겪고 병에 걸리는 것이 자연

의 순리이며, 이는 누구도 피할 수 없는 일입니다. 젊음과 건강을 자신하지 말고 미리 꾸준히 오줌을 마신다면 그러한 자연 현상을 좀 더 편안하게 맞을 수 있습니다. 요료법은 자연건강법이자 예방법이니 건강할 때 하루라도 일찍 시작해야 합니다.

▲ 방광이나 요로 등에 질환이 있는 사람도 할 수 있나요?

물론 배출되는 과정에서 균이 들어갈 수도 있으나, 오줌에는 균과 싸운 항체도 있습니다. 본인의 오줌을 마신다면 이 항체를 다시 체내로 집어넣는 셈이므로 방광염이나 요로 질환에 효과가 있습니다. 또 좋지 않은 균은 위를 통과하면서 강력한 위산에 의해 대부분 제거됩니다.

▲ 다른 사람의 오줌을 먹으면 안 되나요?

오줌은 몸 전체를 처음부터 끝까지 돌고 나온 혈액이 걸러져 나오는 것입니다. 이 안에는 체내의 모든 정보가 담겨 있으며 항체도 포함되었습니다. 자기 오줌을 마시면 구강과 인후의 리셉터가 그 정보들을 감지해 필요한 처치를 합니다. 부족한 부분은 채우고, 약한 부분은 강하게 하는 거지요. 그러므로 자신의 오줌을 마시는 것이 가장 좋은 방법입니다.

▲ 매일 소변을 마시면 몸에 냄새가 배지 않을까요?

애초에 건강한 오줌은 냄새가 심하지 않습니다. 마셨을 때도 각종 치과 질환에 도움이 될 뿐, 특별한 냄새를 남기지 않습니다. 또 피부에 발라도 금세 스며들기에 냄새가 배지 않습니다. 다른 사람에게 요료법을 한다고 말하지만 않으면 알지 못할 것입니다.

▲ 요료법을 할 때 주의해야 할 것이 있나요?

오줌의 상태를 최상으로 하려면 육류를 적게 먹고, 금주 금연하는 것이 좋으며, 너무 맵거나 짜게 먹지 않도록 합니다. 신선한 제철 과일과 채소를 많이 먹는 것이 좋습니다. 나카오 료이치는 고열이 날 때는 열이 내린 후에 마시라고 했으며, 외음부를 자주 씻고 속옷을 자주 갈아입으라고 당부하기도 했습니다.

▲ 요료법이 효과가 없는 경우도 있습니까?

요료법은 대부분 질환에 효과가 있으나 골절이나 탈구에는 직접적인 영향이 없습니다. 다만 외과적 치료 후에 상처가 빨리 아무는 데는 효과가 있습니다. 또 선천적인 신체 및 정신 장애가 개선되었다는 임상 사례도 없습니다. 요료법은 기적의 만병통치약이 아니며, 체내의 모든 기능이 제 역할을 다하게 유도하는 데 주효합니다.

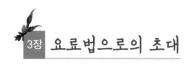

요료법으로의 초대

앞서 제11장과 제12장에 걸쳐 오줌과 요료법을 자세히 설명, 소개했다. 이론으로 완벽하게 무장했다면 이제 요료법을 실천할 때다! 한 가지 당부할 것은 다른 모든 불량한 생활 방식을 그대로 유지하면 요료법의 효과가 크지 않다는 점이다. 술, 담배, 육식, 인스턴트 음식 등 건강에 해로운 음식을 먹고, 불규칙한 생활을 계속하는 사람은 아무리 오줌을 마셔도 효험이 기대만 하지 못할 수도 있다. 요료법의 효과를 극대화하려면 반드시 자연식 및 좋은 생활 습관을 병행해야 한다.

◆ 오줌을 마시는 사람들

췌장암 말기로 시한부 판정을 받은 형은 요료법을 시작하고 일주일 후부터 통증이 사라졌다. 다른 처치는 무의미했기에 요료법만 꾸준히 했는데도 병세가 심해지지 않고 환자가 편안한 상태인 것이 눈에 확연히 보였다. 그런 형을 보고 요료법을 더 신뢰하게 된 나는 '한국 MCL(Miracle Cup Liquid) 연구회' 김정희 회장에게 연락을 취했다. 김정희 회장은 서울대학교 생물학과를 졸업한 후, 동대학교 보건대학원에서 석사학위를 취득했다. 이후 서울대학교와 동덕여자대학교에서 강의하시는 등 정통 순수 학자로서의 길을 걸으신 분이었다. 이렇게 탄탄한 과학적 지식과 경험이 있는 분이 1990년대 초반에 대한민국에 최초로 요료법을 소개한 것이다. 보통의 용기와 신념으로는 결코 할 수 없는 일이다.

형이 요양원에 들어가기 전, 나는 형과 함께 김정희 회장의 자택으로 찾아갔다. 김정희 회장 부부께서는 우리를 반갑게 맞아주시고, 본인 일처럼 이야기를 들어주셨다. 두 분은 자택에서 숙식을 제공하시며 형에게 직접 정성스럽게 오줌 마사지를 해주셨다. 지금도, 아니 평생 잊을 수 없는 정말 고마운 일이다. 김정희 회장과 지금은 고인이 되신 사부 이해영 국장에게 진심으로 감사드린다.

요료법 전파의 첨병

형이 세상을 떠난 후에도, 나는 꾸준히 요료법을 하면서 MCL과의 인연을 계속 이어갔다. 김정희 회장은 1990년에 나카오 료이치의 《기적을 일으키는 요료법》를 번역한 데서 그치지 않고, 꾸준히 '요료법 전도사'로 활동했다. 나카오 선생을 직접 한국에 초대해서 강연회를 열었으며, 각종 언론매체에 보도자료를 제공하거나 출연하고 매달 토론세미나를 개최했다. MCL의 토론세미나에서는 서로의 체험 사례를 나누기도 하고, 처음 오신 분들에게 각종 가이드를 제공한다. 이 토론세미나는 얼마 전에 200회를 돌파하면서 대한민국 요료법 역사에 없어서는 안 될 중요한 한 축이 되었다. 나 역시 이 세미나에 꾸준히 참여하고, 김정희 회장과 함께 방송에 나가 요료법을 소개하는 등으로 미력을 더한 바 있다.

요료법은 김정희 회장이 처음 소개했을 때는 물론이고, 내가 시작했을 때만 해도 생소한 건강법이었다. 그러나 지금은 대한민국에서 요료법을 하는 사람이 약 100만 명으로 추산된다. 이러한 발전에는 대한민국 요료법의 1세대라 할 수 있는 세 분의 노력이 컸다. 이 세 분은 김정희 회장, 성균관대학교 강국희 교수, 그리고 전(前) 부산시 약사회장 김용태 약사다. 강국희 교수는 '한국요료협회' 회장으로서 교과서에 기술된 오줌에 관한 내용을 바로잡기 위해 애쓰시는 등 적극적으로 요료법을 전파하셨다. 또 김용태 약사 역시 '한국오줌건강운동본부'를 창립하고 세계요료법대회와 아시아 요료학술대회 등에 한국 대표로 초빙되어 다양한 사례를 발표하고 호평받으신 바 있다. 세 분이 있었기에 지금 우리나라에 요료법이 이만큼이나 자리잡을 수 있었다고 생각한다.

제너(E. Jenner)의 우두법이 인정받는 데는 50년이 걸렸고, 제멜바이스(Semmelweis)의 세균 감염 이론은 그가 사망한 지 100년이 흐른 후에야 사실로 밝혀졌다. 다행히 지금은 과거와 비교할 수 없을 만큼 각종 과학기술이 크게 발달했고, 전 세계 곳곳에서 오줌과 요료법에 관한 새로운 사실이 속속들이 밝혀지고 있다. 요료법의 효능이 과학적으로 완벽하게 증명되어, 인류의 건강법으로 자리 잡을 날도 머지않았다.

◆ 요료법을 시작하자!

요료법은 반드시 지켜야 하는 특정한 방법이랄 것이 없다. 물론 입문자들에게 일련의 가이드를 제공할 수는 있지만, 그것을 곧이 곧대로 전부 따를 필요도 없다. 가장 좋은 방법은 일단 시작한 후에 자기 몸의 변화를 유심히 살피면서 적절히 가감해 적용하는 것이다. 요료법은 가장 효과적이고 믿을 만한 자연건강법이다. 그런 까닭에 다른 자연건강법, 심지어 화학 약물이나 치료와도 서로 어긋나거나 충돌하지 않는다. 사실상 요료법은 몸 자체를 강하게 만드는 방법이므로 식이, 약물, 처치, 심리 등의 모든 치유법을 서포트해서 효과를 극대화하는 역할을 한다. 그러므로 다른 방법과 병행해도 무방하다.

일반적으로 요료법은 크게 내복법과 외용법 두 가지로 나눌 수 있으며, 각자의 상황이나 상태에 따라 적절히 적용할 수 있다.

1. 내복법

가장 일반적이고 광범위하게 쓰이는 방법으로 보통 내과 질환에 효과적이다. 규칙적으로 꾸준히 자신의 오줌, 그중에서도 아침의 첫 오줌을 변질하지 않는 용기에 받아 신선할 때 적당량을 바로 마시면 된다.

뇌의 가운데에 있는 내분비기관인 뇌하수체는 시상하부의 지배를 받아 우리 몸에 중요한 여러 가지 호르몬을 분비한다. 이 호르몬들은 혈액을 타고 전신의 장기, 조직으로 이동해서 물질대사와 장기 기능을 조절한다. 밤사이, 우리가 깊이 잠든 시간에도 호르몬을 담은 혈액은 열심히 체내를 순환하고, 신장에서 여과되고 흡수되기를 반복한다. 이 과정에서 오줌 속에 많은 양의 생리활성물질이 차곡차곡 쌓인다. 예를 들어 통증을 가라앉히고 항산화와 생체 리듬 조절 기능이 있는 멜라토닌은 아침 첫 오줌 속에 가장 많이 함유되어 있다. 또 면역 강화기능이 있는 SPU도 우리가 자는 동안 체내에서 만들어지는 수면물질 중 하나다. 해외의 일부 요료법 전문가들은 보통 새벽 4~5시, 아침 7~8시가 가장 좋다고 하는데, 여기에 너무 얽매일 필요 없이 기상 후의 첫 오줌이면 무방하다. 속옷에 세균이 묻어 있을 수 있으므로, 처음 나오는 오줌은 흘려보내고 나서 받으면 가장 좋다.

오줌을 받는 용기도 중요해서 철 성분이 있는 것이나 플라스틱처럼 변질의 가능성이 있는 용기는 권장하지 않는다. 옛 의서를 살펴

보면 황금이나 은으로 만든 것이 가장 좋다고 했으나, 현대의 우리는 그냥 가정에서 쓰는 일반적인 유리컵이나 도자기면 충분하다.

음뇨량 역시 본인의 체질이나 상황에 따라 적절히 맞추면 된다. 초보자는 소량으로 시작하고, 익숙해지면 점점 늘려갈 수 있다. 보통 매일 아침, 50~150㎖를 마신다. 하루 한 차례를 기본으로 별다른 문제가 없다면 횟수를 늘려도 무방하다. 공복일 때가 가장 좋다고 알려져 있다.

2. 외용법

· 가글

구강염, 치은염, 혀 질환 및 구취로 고생하는 사람이라면 가글을 추천한다. 신선한 오줌을 입에 머금고 하루에 한 차례에서 여러 차례까지 가글하면 구강 점막이 오줌 속에 있는 생리활성물질을 흡수해서 질환에 작용한다.

· 담그기

치질, 무좀, 피부 및 여성 질환 등이 있는 사람은 환부를 오줌 속에 몇 분 담그면 좋다. 담그기 힘든 부위라면 환부에 몇 방울 떨어뜨려서 고여 있도록 하면 된다.

· 마사지

모기 등 독충에 물렸거나 찰과상, 화상 등 외과 질환에 적합한 방법이다. 오줌을 환부에 바른 후에 15~30분 가볍게 문지르며 마사지한다. 특별한 질환이 없는 건강한 사람이 오줌으로 마사지하면 피부가 부드러워지고 빛이 나며 주름이 줄어드는 등의 미용 효과가 탁월하다. 마사지할 때 사용하는 오줌은 마시는 것과 달리, 오래 놔두어 묵은 것이 좋다.

· 찜질

맷독, 화상, 동상, 벌 쏘임 등에 효과적이다. 오줌을 넉넉히 적신 거즈를 환부 위에 덮어 두는 방법이다. 환부가 마사지하기에 적합하지 않고, 통증이 심할 때 이 방법을 쓰면 좋다.

◆ 백현진 요료법

2000년 6월 19일에 형을 보낸 후에도 나는 지금까지 꾸준히 요료법을 하고 있다. 누구의 권유를 받은 것도 아니고, 내 눈으로 그 효과를 확인했기에 조금의 의심이나 주저도 없이 할 수 있었다. 다행히 젊어서부터 워낙 건강 관리에 철저했고, 몸에 안 좋다는 것은 일절 하지 않아서인지 호전반응도 없어서 큰 어려움이 없었다. 20년이 다 되어 가는 지금 요료법은 내 생활의 일부가 되었다. 아침에 첫 오줌을 마시고, 몸의 컨디션에 따라 하루 중 한두 번 정도 더 하기도 한다.

요료법으로 경험한 효과

사실 나는 건강에 큰 문제가 없는 상황에서 요료법을 시작했기에 크게 극적인 변화는 없었다. 요료법은 원래 병이 있는 사람에게는 치료에 도움을 주고, 병이 없는 사람은 더 건강하고 병에 잘 걸리지 않는 몸을 만들어 주는 건강법이다. 요료법을 하면서 내가 느낀 몸의 변화는 다음과 같다.

첫째, 몸무게가 줄었다.

한때 89kg까지 나갔던 몸무게가 75kg으로 줄어 건강한 몸이 되었다. 어릴 때 사진을 보면 나는 줄곧 살집이 있는 몸이었다. 그런데 요료법을 하면서 다른 다이어트를 하지 않았음에도 자연스레 살이 빠졌다. 더욱 고무적인 것은 몸에 불필요한 지방과 독소, 유해균 등이 빠져나간 건강한 체중 감량이라는 점이다. 지금은 내 키에 적절한 몸무게로 근육과 지방의 이상적인 밸런스를 유지하고 있다.

둘째, 시력이 개선되었다.

나는 원래 안경을 쓰지 않으면 운전이 어려울 정도의 난시였다. 그런데 요료법을 꾸준히 하면서 30년을 이어온 난시가 사라져 5년 전부터는 아예 안경을 벗고 생활한다. 자료를 찾아보니 눈에 대한 요료법은 논란의 여지가 있어 보인다. 눈에는 직접 하지 말라는 사람도 있고, 눈병이 났을 때 몇 방울 떨어뜨리는 정도는 괜찮다는 사람도 있다. 나는 눈에 직접 요료법을 하지 않고, 단지 마시기만 했는데도 시력 개선의 효과를 보았다. 이 역시 사람마다 체질에 따라 다를 것이다.

셋째, 쉽게 허기지지 않는다.

원래 나는 허기를 느끼면 참기 어려워 짜증이 나는 사람이었다. 그런데 이제는 조금만 먹어도 포만감이 느껴지고 쉽게 배고프지 않다. 원래 배고픔에는 '가짜 배고픔'과 '진짜 배고픔'이 있다고 한다. 가짜 배고픔은 일종의 심리적 반응으로 스트레스를 받으면서 급작스럽게 찾아오지만, 진짜 배고픔은 갑자기 찾아오지 않고 조금씩 신호를 보낸다. 또 가짜 배고픔은 배가 불러도 멈추기 힘들지만, 진짜 배고픔은 배가 부르면 그만 먹게 된다. 어릴 때는 가짜 배고픔을 '식욕이 왕성'한 것으로 착각했던 것 같다. 그러나 요료법을 시작해 체내 순환이 원활해지고, 모든 장기와 조직이 제 기능을 충분히 다하면서 쉽게 배고픔을 느끼지 않게 되었다.

넷째, 목소리가 돌아왔다.

나는 어렸을 때부터 웅변을 해왔고 젊어서는 웅변학원을 운영하며 학생들을 가르쳤으며, 정치에 뛰어들면서 수많은 유세와 강연까지 계속해 평생 목소리를 쓰지 않은 때가 없었다. 그러면서 목소리가 청음에서 탁음으로 변해 고민이 무척 많았는데, 이 역시 요료법을 하면서 원래의 좋은 목소리로 돌아왔다. 원래 목소리는 한 번 상하면 원래 상태로 되돌리기가 여간 어렵지 않다. 또 괜히 억지로 돌려보겠다고 이것저것 해보다가 목만 더 상하기도 한다. 그러나 나는 요료법을 하면서 자연스레 원래의 목소리로 돌아와 지금은 누구도 흉내 낼 수 없는 고유한 특징이 있는 청음을 낸다.

다섯째, 젊어졌다.

지금 내 나이를 말하면 상대방이 깜짝 놀라는 일이 다반사다. 얼굴은 물론이고 손이나 목 부위 피부가 매끄러우며 주름이 없어 젊어 보인다는 이야기가 어김없이 돌아온다. 평소에 꼿꼿하고 바른 자세와 자신감 있는 표정이나 태도가 인상 깊다는 이야기를 많이 듣는 편이다. 요료법을 한 후로 나는 스스로 건강해지고 있음을 몸으로 느끼고 있다. 감기 한 번 걸리지 않고, 가장 안 좋은 컨디션이라면 반나절에서 하루 정도 콧물이 나는 정도다.

요료법과 섭생

요료법과 병행한 건강 관리는 뭐니 뭐니 해도 섭생, 즉 먹는 것이 최고다. 지금 나의 건강은 요료법 자체의 효과도 크지만 젊어서부터 금연, 금주, 소식(素食), 육류를 배제한 채식을 하고, 달거나 짠 음식을 피하고 탄산음료도 입에 대지 않는 영향도 있다. 앞서 설명한 식물성 유산균 음료, 흑초, 웅변으로 하는 건강법이 모두 함께 작용했다고 본다. 난시가 개선되고 목소리가 돌아온 효과 등도 모두 이러한 자연건강법이 함께 시너지 작용을 일으킨 결과라고 생각한다.

가끔 술과 담배를 도저히 못 끊겠는데 요료법을 하면 건강해질 수 있냐고 묻는 분이 있다. 심지어 초기 암 수술을 하고도 그렇단다. 그러면 나는 오줌을 마시기 전에 우선 술과 담배부터 끊으라고 말한다. 바탕이 나쁘고 무르면 아무리 좋은 물감과 붓으로 정성들여 그림을 그려도 아름다울 리 없다. 기본적인 수분과 영양이 갖춰지지 않은 허약한 땅은 아무리 좋은 씨를 뿌려도 싹을 틔울 수 없다.

덧붙여 한 가지 당부하고 싶은 것은 요료법을 일반 약 먹듯이 하면 안 된다는 점이다. 일반 약이 특정 질병을 겨냥한 '공격'이라면, 요료법은 몸 전체의 바탕을 탄탄하게 하고 북돋아서 질환을 서서히 내모는 방식이다. 한 달, 6개월, 1년……, 꾸준히 하다 보면 건강해지는 변화를 스스로 느끼게 될 것이다.

◆ 요료법을 시작하려는 당신에게

오줌은 만병통치약이 아니며 엄밀히 말하자면 '체내 기능 조절강
화제'에 가깝다. 요료법은 체내 각 장기와 조직의 기능을 끌어올리
고, 복잡다단한 수많은 항목의 균형을 유지하는 데 더 효과적인 건
강법이다.

요료의 효과는 개인의 체질, 병증, 태도와 환경에 따라 차이가
크며 호전반응의 유무 역시 사람마다 다르다. 그러므로 반드시 자
신의 몸 상태를 잘 살피고, 그에 따라 음뇨 시간, 횟수, 양을 조절
하고 꾸준히 해야 효과를 얻을 수 있다.

요료법의 효과를 최대화하려면 섭생, 즉 먹는 것을 조절해서
혈액 오염을 방지하고, 체내 영양성분의 산염기균형(acid base
balance)을 유지해야 한다. 또 적절한 운동을 병행해서 심리와 생
리 균형을 회복해야 한다.

조급함은 금물이다

무슨 일이든 그렇지만, 무엇보다 건강에 관련한 일은 절대 조급
한 마음으로 해서는 안 된다. 요료법도 마찬가지다. 나는 요료법에
관심을 보이면서 이런저런 질문을 하는 사람에게 꼭 다양한 자료
를 접하고 공부하라고 이야기한다. 공부와 탐구를 통해서 오줌과
요료법에 대한 인식의 수준을 올리고 세간의 뿌리 깊은 편견을 극
복한 사람만이 스스로 의심을 없애고 꾸준히 시행해서 효과를 체

험할 수 있는 법이다.

요료법을 하려면 우선 자신의 체내에서 만들어 낸 오줌을 마심으로써 몸을 근본적으로 건강하게 할 수 있다는 신념과 결심이 있어야 한다. 반신반의하는 태도로 섣불리 나선 사람은 스스로 몸이 변화하는 걸 느끼면서도 주변에서 오줌은 더럽다느니, 그런 걸 어떻게 먹냐는 소리가 들리면 금세 마음이 흔들려 흐지부지하기 십상이다.

요료법이 몸을 근본적으로 건강하게 하는 방법이다 보니, 호전반응을 넘어 효과를 느끼기까지 아무래도 어느 정도의 시간이 필요하다. 그 시간 내내, 안절부절못하면서 불안해하면 효과가 있어도 최대치일 수 없다. 그래서 요료법은 여러 자연건강법 중에서도 강한 신념과 결심이 가장 필요한 일이다.

오줌이 깨끗한 신진대사의 산물이고, 유익한 생리활성물질로 가득하며, 내 몸의 모든 정보를 담고 있다는 사실은 이미 과학적으로 증명된 바다. 그러니 의심을 버리고 개방적인 마음과 태도로 여러 사례를 읽으며 믿음을 강화하자.

건강을 위한 일이다

사실 요료법은 그 체험을 증언하는 것만도 상당한 용기가 필요하다. 단순히 요료법을 하고 있고, 이러저러한 효과를 보았다고 이야기하기만 해도 가족과 지인으로부터 좋지 못한 이야기, 심지어 질타나 비난을 듣는 경우가 허다하기 때문이다. 이는 요료법이 좋은 걸 알면서도 선뜻 시도하지 못하는 사람들이 공통으로 겪는 일종의 '내적 갈등'일 것이다. 아마 모두가 이 갈등과의 싸움에서 졌다면 요료법은 그렇게 오랫동안 명맥을 잇지 못했을 것이다. 요료법이 세간의 편견과 오해에도 불구하고 수천 년 역사를 이어올 수 있었던 까닭은 오직 그것을 넘어설 만한 효과가 있었기 때문이다.

강한 신념과 결심을 탄탄한 밑바탕으로 삼고, 용기를 내어 과학적인 태도로 요료법을 실천하자. 이런 사람이야말로 말 그대로 '일물치백병'의 신비를 몸으로 느낄 수 있다.

◆ 요료법의 장점과 한계

세상 만물에는 명암이 있다. 지금 내가 책을 통해 요료법을 소개하고 권하지만, 그것이 죽어가는 사람을 벌떡 일어나게 만든다는 말은 아니다. 요료법 역시 불편한 점도 있고 아쉬운 점도 있다. 여기에서는 내가 20년 가까이 요료법을 하면서 느껴온 장점과 그 한계를 이야기한다.

요료법의 장점

1. 돈이 들지 않는다.

건강을 향한 관심이 나날이 커지는 만큼, 건강을 지키는 데 들어가는 돈도 점점 늘어난다. 의료과학기술이 발전하면서 각종 치료법과 약이 개발되고 있지만, 사실 그 혜택을 누릴 수 있는 사람은 제한적이다. 치료 과정에서 들어가는 돈이 천문학적이기 때문이다. 서민들은 병에 걸려도 돈이 없어 두 손 놓고 죽음을 기다린다는 말도 과장이 아니다. 집안에 큰 병을 오래 앓는 사람이 있으면, 가족들이 치료비를 감당하느라 고생이 이만저만이 아니다. 대단한 치료가 아니라, 한 달 동안 먹을 약을 사는 데 들어가는 돈도 만만치 않다. 하지만 요료법은 자기 몸에서 생성되는 물질로 병을 다스리고 스스로 건강하게 하는 방법이니 돈이 전혀 들지 않는다. 돈이 있든 없든 누구나 할 수 있을 뿐 아니라 효과까지 분명하다. 그러니 이보다 더 좋은 건강법이 어디에 있는가?

2. 간편하다.

현대의 의료체계에서 환자는 진찰, 각종 검사, 진단, 치료, 입원, 수술, 재활, 후속 치료 등에 이르는 여러 단계를 거치고, 또 반복해야 한다. 유명 병원의 해당 분야 명의라도 만나려면 수개월을 기다려야 한다. 간단한 감기를 치료하고 해도 직접 병원에 가서 진찰받고, 약을 사서 가지고 다니며 때에 맞춰 먹어야 한다. 하지만 요료법은 이런 모든 과정이 필요 없다. 언제 어디서나 특별한 준비가 필요 없이 할 수 있다. 번거롭지 않아 병을 고치려다 더 스트레스 받는 일 따위는 절대 없다.

3. 적용 범위가 넓다.

지금까지 보고된 임상 사례에서 알 수 있듯이 요료법은 몸 자체를 건강하게 만들므로 거의 모든 질병 및 질환에 작용하고 영향을 미친다. 아마 이처럼 넓은 범위의 다양한 항목에 동시에 효과를 나타내는 건강법은 없을 것이다.

요료법의 한계

1. 편견과 오해

가장 큰 단점은 역시 편견과 오해로 말미암은 거부감이다. 물론 이것은 오줌이 더러운 배설물이라는 오해가 일으키는 것으로 요료법의 유구한 역사와 메커니즘을 이해한다면 없어지리라고 믿는다. 다만 편견이 너무 심해서 아예 알려고도 하지 않으면서 덮어놓고 무시하거나 비난하는 태도가 문제다.

2. 불량한 생활 습관

아무리 요료법을 해도 불규칙한 생활, 음주, 흡연, 스트레스, 좋지 않은 식습관, 수면 부족, 운동 부족 등이 계속된다면 큰 효과를 보기 어렵다. 또는 처음에는 잘해서 효과를 보았더라도 다시 원래의 불량한 생활 습관으로 돌아가면 도로 건강이 나빠지고 병이 재발할 것이다. 자연건강법은 심신을 모두 가다듬고 건강해지려는 노력이 뒷받침되었을 때, 비로소 최대의 효과를 일으킬 수 있다.

3. 서서히 보이는 효과

오랫동안 지치고 상한 몸을 건강하게 만드는 일이니 요료법이 효과를 드러내려면 어느 정도의 시간이 필요하다. 종종 성격이 급한 사람들은 몇 번 해보지도 않고 당장 효험이 없다고 투덜거리면서 그만둔다. 또 호전반응에 지쳐 효과가 나기 직전에 중단하는 사람도 많다. 자연건강법은 다른 자연 변화처럼 긴 시간이 필요하다. 시간이 흐르는 만큼 내 몸이 건강해지고 있다고 생각하자. 너무 조급하게 생각하거나 안달복달하지 말고 기다려야 한다. 그 고비를 넘겨야만 진정으로 온몸이 건강해지는 신비를 누릴 수 있다.

마지막으로 개인적으로 아쉬운 점이 있다. 내가 오랫동안 직접 하면서 그 효능을 증명했음에도 부모라도 자식 교육에는 한계가 있는지 아직 나의 자식에게는 요료법을 전파하지 못하였다. 아이들 역시 내 몸이 건강해지는 모습을 눈으로 확인했지만, 아직 젊어서 건강을 자신하고 필요성을 못 느낀다고 한다. 그렇다고 장성한 아이들에게 억지로 시킬 수도 없는 노릇이다. 아이들 역시 요료법을 하면 좋을 텐데 늘 아쉬운 마음이다.

◆ 요료법의 미래

요료법을 두고 우매하다고 말하거나 매우 비과학적인 민간요법이라고 비난하는 사람들이 있다. 의료과학기술이 발달한 현대에는 전혀 필요 없는 일이라고 매도하는 것이다. 하지만 이는 요료법에 대해 아는 것이 없기에 할 수 있는 '무지의 표현'이다.

요료는 역사가 유구한 자연건강법이다. 수천 년 계속되어 오면서 꾸준히 발전했고 그 기나긴 역사는 요료법만의 특별한 가치와 생명력을 의미한다. 만약 이걸로 무슨 문제라도 발생했다면 이처럼 긴 시간 동안 계속되었겠는가? 아마 진작 사라졌을 것이다. 또 오줌이 몸에 유해하다면 지금 요료법을 하는 사람이 전 세계적으로 그렇게 많을 리가 없다. 아무리 찾아보고 들어보아도 요료법을 시행해서 몸이 건강해지고 병 치료에 효과가 있었다는 임상 보고만 있을 뿐, 요료법으로 인해 몸에 문제가 생겼다는 이야기는 없다. 실제로 요료법을 하는 사람 중에는 현대 의학을 공부한 의사나 약사, 한의사도 많다. 그들처럼 진정으로 건강을 생각하고 세상을 위해 올바른 증언을 하는 사람들이 앞으로는 더 많아질 거라고 확신한다.

1990년대가 되어서 여러 선진국에서 요료법 열풍이 불기 시작한 것은 결코 우연이 아니었다. 당시 요료법의 인기와 높은 주목도는 현대 의학에 대한 실망감의 반영이라고 본다. 현대 의학은 꾸준히 발전하면서 훌륭한 성과를 거두었지만, 현대의 문명병, 예컨대 당뇨, 암, 에이즈, 심뇌혈관 질환을 방지하고 제거하는 데는 큰 효과를 일으키지 못했다. 더불어 화학 약물과 치료법의 부작용과 유해성으로 사람들을 크게 실망하게 했을 뿐이다. 그래서 인류는 더 나은 새로운 방법을 찾기 시작했다. 이런 상황에서 오랜 역사를 지닌 자연건강법인 요료법이 부상한 것은 어찌 보면 당연한 일이다.

1990년대에 전 세계에서 일어난 요료법 돌풍은 사람들의 인식이 '자연으로의 회귀'로 변화하고 있음을 반영한다. 요료법에 대한 새로운 인식과 주목은 이론과 실천 두 가지 방면에서 모두 커다란 탐색과 발전을 이끌었고, 이러한 추세는 앞으로도 계속될 것으로 보인다. 지금도 세계 곳곳에서 보고되는 다양한 임상 사례와 경험이 이를 뒷받침한다.

새 시대의 요료법

지금 인류는 '바이오 경제시대(Bio Economy Era)'의 도래를 마주하고 있다. 바이오 경제시대란, 생명체와 관련된 모든 기술인 바이오 기술이 다른 기술과 융합하면서 경제 전체에 큰 변화가 일어나는 시대를 일컫는 말이다. 전 세계가 고령화 사회에 진입하고 있는 이 시점에 신약 및 의료기술 개발을 선도하는 바이오 기술은 인간의 생존과 떼려야 뗄 수 없는 분야다. 미래의 바이오 기술은 화학 약물을 무기로 한 공격적 치료를 뛰어넘는 무언가를 찾는 방향으로 나아갈 것이다. 이런 상황에서 자연건강법이 긍정적인 주목을 받을 것은 당연한 일이다. 또 자연건강법 중에서도 인간이 체내 생성물질을 스스로 운용하고 체내 정보를 전달하는 피드백 메커니즘인 요료법이 크게 주목받을 거라고 생각한다.

얼마 전 출간된 김정희 회장의 《요료법과 줄기세포》에 따르면 미국 연구팀에 의해 '소변에도 만능 줄기세포가 있음이 증명되었다.'고 한다. 그동안은 줄기세포를 제대혈, 지방, 골수 같은 데서 채취했는데, 이제는 매일 보는 오줌에서도 치료용으로 쓰는 줄기세포를 채취할 수 있다는 이야기다. 이뿐 아니라 중국에서는 소변에서 치아를 성장하게 하는 세포를 찾아냈고, 일본 연구진은 쥐의 오줌을 이용해 복제 쥐를 만들어내기도 했다.

김정희 회장은 저서에서 요료법과 줄기세포를 상세히 비교하며 이 두 가지가 상처 치유, 혈액 공급, 면역 조절, 항균 작용, 세포사멸 예방, 내분비 조절 방면에서 상당히 유사함을 설명하였다. 쉽게 말해 이 두 가지의 성능이 너무나 닮은 것이다. 더욱 고무적인 것은 전 세계 각국의 연구진들이 오줌에 대한 인식을 새롭게 하고 더욱 적극적으로 연구한다는 사실이다. 오줌의 진면목이 드러나고, 역사가 유구한 요료법의 효과가 체험 사례뿐 아니라 과학적으로 검증되는 과정에 있는 것이다.

나는 요료법이 길고 긴 역사 중에 명맥이 끊이지 않고 나에게까지 온 것이 커다란 축복이라고 생각한다. 앞으로는 더 많은 사람에게, 인류 전체에게 축복이 되기를 간절히 바란다. 마지막으로 내가 20년 가까이 요료법을 하면서 느낀 세 가지를 이야기하며 마무리하고자 한다.

- 요료법은 금전이 아니라, 용기가 필요한 건강법이다.
- 요료법은 의사가 아니라, 실천이 필요한 건강법이다.
- 요료법은 고통이 아니라, 신념이 필요한 건강법이다.

■ 요료법 Q&A(2)

▲ 마시지 말고 주사하면 안 되나요?

우리가 마신 오줌은 구강과 인후의 리셉터를 지나면서 각종 정보를 전달합니다. 이 정보는 즉각 몸의 각 부분으로 퍼져 나가서 적절한 처치를 합니다. 그러므로 주사보다는 마시는 편이 더 정확하고 효과가 좋습니다. 한 연구에 따르면 오줌을 마셨을 때 인터페론의 흡수율이 주사했을 때의 2~4배에 달한다고 합니다.

▲ 다른 약을 먹으면서 요료법을 해도 됩니까?

괜찮습니다. 요료법을 하더라도 기존에 먹던 약을 끊을 필요 없으며, 반대로 요료법을 하면서 약을 추가로 병행 복용해도 무방합니다. 자연건강법인 요료법은 몸 자체를 강하게 만들어 약의 효능을 높이는 데도 도움이 되기 때문입니다. 내 몸이 건강해지는 추이를 보아가면서 서서히 약을 줄여나가는 동시에 음뇨량을 늘리면 됩니다.

▲ 매일 얼마나, 어떤 오줌을 마셔야 하나요?

우선 당부할 것은 음뇨의 방법이란 하나로 정해진 것이 아니라 개개인의 상황에 따라야 한다는 점입니다. 일반적으로 병으로 예방하고 건강해지기 위해서 요료법을 한다면 매일 50~150㎖를 마십니다. 또 하루에 단 한 차례만 마신다면 아침 첫 오줌을 따뜻할 때 마시는 것이 가장 좋습니다.

▲ 아침 첫 오줌이 아니면 효과가 없나요?

그렇지 않습니다. 낮에도 똑같이 호르몬 및 유익한 체내 생성 물질이 분비되는데, 다만 밤사이에 생산되는 양보다 적을 뿐입니다. 어차피 성분은 똑같으니 낮이나 밤에 배출하는 오줌을 마셔도 괜찮습니다. 특히 질병이 있는 사람은 양을 늘려 200~300㎖를 두세 차례 마시는 것이 좋으므로, 아침에는 물론이고 낮과 밤에도 마셔야 합니다.

▲ 해보고 싶은데 오줌을 마시기가 쉽지 않습니다. 어떻게 하면 좋을까요?

우선 오줌에 대한 인식부터 바꿔야 합니다. 처음부터 많이 마시려고 하지 말고, 오줌에 대한 거부감을 극복하는 편이 좋습니다. 오줌을 유리컵에 받아서 냄새를 맡는 것으로부터 시작합니다. 그리고 적게는 5㎖를 천천히 마시면서 익숙해지도록 해봅시다. 차츰 구역질이 나지 않고, 혐오감이 사라질 것입니다. 그런 후에 천천히 양을 늘려서 마시면 됩니다. 나 역시 처음 마셨을 때는 냄새가 조금 나는 것 같아 힘겨웠지만, 지금은 전혀 냄새를 느끼지 않습니다.

역겨워 넘기기 어려운 사람은 요구르트나 꿀 등을 타서 먹어도 좋습니다. 내가 추천하는 방법은 유산균 음료를 섞어 마시는 것입니다. 소주 반 잔 정도의 유산균 음료를 넣으면 각종 잡내를 잡아 전혀 역하지 않습니다.

▲ 다른 사람의 눈이 무서워 선뜻 용기가 나지 않습니다.

음뇨는 아무나 할 수 있는 일이 아닙니다. 무슨 일이든 처음이 어렵지, 일단 시작하면 그다지 힘들지 않은 법입니다. 혹시 다른 사람들이 이상하게 볼까 봐 걱정된다면 아무 말 없이 건강함으로 증명하십시오. 나는 처음 5년까지는 정말 열심히 요료법을 홍보하고 소개했습니다만, 지금은 알리지도 숨기지도 않습니다. 나의 건강한 모습을 보고 먼저 건강법을 물어오면 그때 이야기합니다. 그런 후에 상대방이 받아들이면 좋고, 받아들이지 않더라도 개의치 않습니다. 더 많이 공부하고 신념을 가지기 바랍니다. 요료법을 하는 사람은 뭘 해도 강단 있게 끝까지 해냅니다. 나의 건강을 위한 일에 타인의 눈을 무서워할 필요 없습니다.

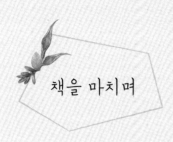

책을 마치며

나는 1983년도부터 《최신웅변원고선집》, 《어린이웅변교실》 등 총 6권의 웅변 전문서적과 서울시 중랑구의 역사를 기술한 《신내동지(新內洞誌)》를 썼다. 이후 2014년에 내 삶을 주로 다룬 《문호리팥죽 이야기》라는 책을 출간한 바 있다. 이처럼 나름의 저술 경험이 있고 이전부터 주변에서 건강 서적을 써달라는 요청도 많았지만, 사실 이 책은 내게 큰 도전이었다. 의료인도 아니고 의료업계에 종사한 경험도 없는 내가 쓰는 것이 어떻게 보일지 적잖이 걱정되기도 했다.

언제인가부터 우리 삶에 건강이 최우선 조건으로 떠올랐다. 오래전부터 건강을 중요하게 생각해 온 나로서는 무척 반가운 변화였다. 그런데 각종 매체가 사람들의 관심과 흥미를 따라가느라 검증되지 않은 정보를 제공하고, 대단한 것도 아닌데 어떤 의도에서인지 몰라도 침소봉대(針小棒大)하는 일이 너무 많았다. 오랫동안 자연건강법을 추구하면서 근본적으로 건강해지는 생활을 추구해 온 나로서는 참으로 당황스러웠다. 고심 끝에 대한민국에 분 건강

바람이 제대로 된 방향으로 불도록 미력이나마 돕고자 하는 마음으로 이 책을 썼다.

가장 어려운 일, 건강

사실 건강하게 산다는 것은 무척 어려운 과업이다. 건강에는 만능이 없으며, 다만 만전을 다할 뿐이다. 어떤 약도, 어떠한 방법도 그것만 하면 무조건 건강해진다는 말은 다 거짓이다.

건강이란 단번에 되는 일이 아니다. 사람마다 체질이 다르고 환경이 달라서 그러한데 이 점을 이해하지 못하고 건강에 조급증을 내는 사람이 너무 많다. 참으로 안타까운 일이다. 우리나라에서 건강사업을 하는 사람은 극소수를 제외하곤 거의 다 성공하지 못한다고 볼 수 있다. 특히 진짜 자연 그대로의 방식을 천천히 따르는 분들은 사업을 끝까지 유지하기 어렵다. 소비자들이 꾸준하지 않기 때문이다. 고생만 하지 그 진정한 가치를 알아주는 사람이 없어서다. 소비자를 붙잡으려니 원래의 뜻과는 달리 뭔가를 자꾸만 첨가하고, 맛을 더해서 천연의 힘을 스스로 약화하는 형국이다. 소비자들이 이렇게 조바심을 내는 까닭은 분명 자기 몸에 어떤 이상이 생겼음을 스스로 감지했기 때문이다. 빨리 정상으로 되돌리고 싶은데 자연건강법은 시간이 너무 오래 걸려 답답하니 진득하게 기다리지 못하고 이것저것 해보는 것이다. 그래서 건강은 건강할 때부터 지켜야 한다. 어떤 사람은 불로초라도 먹은 양, 자기는 건강 체질이라 끄떡없다며 자신만만하다가 죽을 때가 다 되어서야 병원을 찾는다. 그제야 울며불며 건강해지는 방법을 찾아봤자 아무 소용없다.

나는 젊었을 때부터 이미 술과 담배를 일절 하지 않았고, 소식(素食)과 채식에 적당한 운동을 해서 건강을 지켰다. 바른 생활이라고 하면 부끄럽지만, 몸에 안 좋다는 것은 반드시 멀리했다. 젊은 사람이 그러니 유난스러워 보였을지도 모른다. 하지만 남들의 눈보다 내 건강이 우선이라고 생각했고 아닌 건 아니라고 말하며 건강 신조를 지켰다. 그렇게 30대 초반부터 스스로 자연건강법을 생활 습관으로 들였기에 지금의 건강을 지킬 수 있었다.

자연 건강의 시대

과학과 의료 기술이 끊임없이 발전하면서 의료 모델에도 변화가 발생했다. 이제는 과거의 단순한 질병 치료 모델이 아니라 '예방, 치료, 회복'의 세 방면이 모두 일맥상통하는 모델을 추구한다. 현대인은 이미 발생한 병을 치료하는 데 만족하지 않고, 비 오기 전에 우산을 펴듯 발병 전의 예방에 더 주목하고 있다.

서양 의학의 주요 수단인 화학 약물이 각종 부작용이나 독성을 크거나 작게 남긴다는 사실에는 이론의 여지가 없다. 한의학에서 쓰는 약재 역시 대부분 식물이나 동물에서 가져온 것이나 어차피 인체에 들어가면 일종의 이물질로 작용한다. 현대인이 주목해야 할 대상은 '자연이 직접 만들어 준 것'이다. 그중에서도 '노 케미칼' 을 지향하는 내가 선택한 방법이 바로 식물성 유산균과 흑초, 웅변 스피치, 그리고 요료법이다.

장 건강을 위한 식물성 유산균과 혈액 순환을 위한 흑초 건강법 을 알리는 일은 일종의 사명이었다. 유산균 열풍이라 불러도 될 만 큼 수많은 유산균 제품이 쏟아져 나오는 상황에서 동물성을 완전 히 배제한 식물성 유산균의 장점을 알리고 소개할 필요가 있었다. 나날이 환경오염의 정도가 극심해지는 상황에서 NL2000을 포함 한 문호리 락토와 문호리 락토 발효액은 일상 속에 있는 균을 없애 고 더 깨끗하게 건강을 지키는 필수품이다.

흑초 역시 혈관 건강과 함께 우리나라의 고유한 전통인 식초 문 화를 되살리고자 하는 생각에서 빼놓을 수 없었다. 흑초는 피를 맑 게 하고 혈관의 찌꺼기를 없애 가장 무시무시한 돌연사를 예방하는 데 도움이 된다. 우리 선조들은 식초를 음식으로 약으로 두루 사용 했다. 지금도 어르신들은 부뚜막 솥 위에 올려진 초두루미를 기억 하신다. 과학적으로도 식초를 수시로 먹으면 얼마나 몸에 좋은지는 이미 잘 알려진 사실이다. 안타깝게도 우리 고유의 식초 문화는 일 제강점기에 완전히 끊겼다. 나는 맛도 좋고 건강에도 좋은 식초, 식 초보다 더 정성과 시간, 영양이 들어간 문호리 한방흑초를 소개해 서 더 많은 사람이 쉽고 간편하게 혈관 건강을 지키기 바란다.

웅변 스피치는 오장육부에 기를 불어넣어 몸을 건강하게 하고,

긴장과 불안을 없애고 자신감을 불어넣어 마음까지 안정시키는 건강법이다. 무릇 건강이란 몸과 정신의 건강을 모두 아우른다. 고등학교 시절부터 웅변을 한 나는 웅변을 함으로써 더 성숙하고, 더 나아진 나 자신을 느끼며 성장해 왔다. 웅변은 내 몸과 마음을 더 풍요롭게 했다. 웅변가로서, 교육자로서, 정치인으로서, 그리고 팥죽이라는 자연 건강식을 전파하는 사람으로서 나는 늘 바른 자세와 예의를 갖춘 언행을 잃지 않고 사람을 만났으며, 또 인정받았다. 웅변 스피치를 했기에 심신의 건강을 완성했고, 언제나 만족스러운 결정을 내릴 수 있었다고 자부한다.

지금 많은 사람이 스트레스에 시달리면서도 어떻게 해소해야 할지 몰라 그 짐을 그대로 짊어지고 산다. 처음에는 다른 사람들도 다 이렇게 산다며 묵묵히 버텨도 짐이 점점 무거워지면서 어느 순간, 더는 버티지 못하는 순간이 오기 마련이다. 웅변 스피치는 목소리를 냄으로써 체내 오장육부를 깨우고, 마음의 짐이나 스트레스까지 해소하는 심신 건강법이다. 믿기 어렵겠지만 소리를 낸다는 것은 생각보다 쉬운 일이 아니다. 이 책에 소개된 방법을 한번 수행해보면 자신이 생각보다 소리를 잘 내지 못하는 사실을 깨닫게 될 것이다.

말도 훈련해야 한다. 발성이 어느 정도 된다면 다른 사람 앞에서 조리 있게 말하는 것을 연습함으로써 자신의 가치를 높일 수 있다.

요료법은 내 몸에서 혈액이 걸러져 나온 오줌을 마심으로써 스스로 자신을 치유하는 방식이다. 우리 몸의 생체 정보를 모두 담고 있는 오줌은 내 몸을 건강하게 지키는 생명수요, 감로수다.

주위의 몇 분이 다른 건강법으로도 충분히 내용이 알차니 요료법은 빼는 게 어떠냐고 조심스럽게 말씀하셨다. 요료법을 잘 알지 못하는 사람이 괜한 선입견과 편견으로 책 전체의 내용을 폄훼해서 다른 좋은 내용까지 무시할까 걱정하는 마음에서다. 모두 나와 이 책이 더 잘 되어, 더 많은 독자가 읽기를 바라서 하신 말씀인 것을 알기에 서운한 마음은 없다. 하지만 나는 걱정을 뒤로하고 요료법을 소개하기로 결심했다. 요료법처럼 좋은 자연건강법을 다만 남들의 말이 두려워 숨겨서는 안 된다는 소신 때문이다.

우리나라에 요료법을 하는 사람이 100만 명으로 추산되는데도 알려진 바가 이렇게 없다는 것은 참으로 슬픈 일이다. 물론 나도 초기에는 다른 사람의 시선이 두려웠지만, 이제는 아니다. 내가 요료법의 효능을 증명하는 증거이자 증인이다. 형이 요료법으로 편히 떠나시는 것을 눈으로 확인했고, 지금의 내 몸이 증명하고 있다. 그렇기에 이제는 적극적으로 권하지도, 숨기지도 않는다. 그저 나의 건강을 지킬 뿐이다.

식물성 유산균과 흑초, 웅변 스피치, 그리고 요료법이면
무병장수한다

중요한 것은 소식(素食)과 채식, 금주, 금연 같은 기본적인 생활 방식에 식물성 유산균과 흑초, 웅변 스피치 그리고 요료법을 함께 하는 것이다. 어느 한 가지에만 매진하기보다는 생활 속에서 두루 실천함으로써 건강해질 수 있다. 앞에서 언급했듯이 건강에 만능은 없으며, 그저 만전을 다할 뿐이다. 내가 제시한 방법들은 모두 생활 속에서 쉽고 간편하게, 남녀노소 누구나 할 수 있는 일이다.

'건강 불평등 격차'라는 말을 들어본 적 있는가? 보건 서비스에 접근이 쉬운 사람과 그렇지 않은 사람 사이의 격차가 얼마나 큰지를 나타내는 지수다. 건강 불평등 격차는 소득 격차와 학력 격차처럼 대물림되고 있다. 세계적인 현상이지만 특히 한국의 건강 불평등 격차는 상대적으로 더 크다고 한다. 취약계층에 대한 건강 교육과 지자체의 노력이 필요한 현실이다. 안타깝지만 사회 문제로 대두되고 있는 건강 불평등을 해소하려면 많은 시간과 노력이 필요하다. 나는 이러한 건강 불평등 문제를 해결할 수 있는 가장 효과적인 방법으로 올바른 자연건강법을 꼽는다.

화학적 치료나 약물과 달리, 자연건강법은 빈부격차에 따른 건강 불평등까지 해소할 수 있는 최고의 방법이다. 경제력과 관계없이 누구나 할 수 있으며 어떠한 장치나 도구도 필요 없다. 물론 올바른 방법과 교육이 필요하다. 내가 이 책에서 소개한 식물성 유산균과 흑초, 웅변 스피치, 요료법 역시 누구나 시도할 수 있으며 모두가 행복하게 무병장수하는 방법이다.

대한민국이 건강해지는 그날까지

지금 누군가 내게 꿈을 물어본다면 '자연건강법으로 대한민국 전체가 건강하고 행복해지는 것'이라고 답하겠다. 너무 거창하다고 웃을지도 모르겠으나 실제로 그렇다. 한때 우리나라는 먹고 사는 것을 걱정했지만, 지금은 아니다. 이제는 예전처럼 건강이고 뭐고 죽을 둥 살 둥 일하는 시대가 아니다. 나는 GDP나 군사력이 아니라, 모든 국민이 건강하고 행복하게 사는 나라가 선진국이라고 생각한다. 미력이나마 내가 그 목표를 이루는 데 도움이 되기를 간절히 바란다.

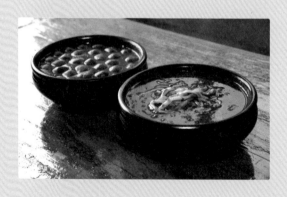

음식점을 열겠다고 결심했을 때도 무조건 자연식을 생각했다. 나는 건강하겠다고 좋다는 것을 열심히 하면서, 돈 벌겠다고 몸에도 좋지 않은 음식을, 그것도 온갖 화학조미료와 수입 재료를 더해서 팔 수는 없었다. 그래서 영양 성분이 우수하고 누구에게나 이질감이 없는 팥

을 선택했다. 호불호가 갈리
는 식재료였지만, 좋은 먹거리
에 대한 확신이 있었기에 포기
하지 않았다. 곁들이는 반찬도
팥죽과의 조화뿐 아니라 건강
까지 생각해서 백김치, 오이지
무침, 무말랭이로 엄선했다.

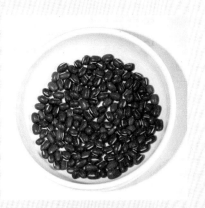

전부 직접 고른 깨끗한 국산 재료로 정성을 담아 만드는 훌륭한 발
효음식이다. 국산 최고급 팥을 쓰는 것은 당연하고, 팥죽에 넣는
새알 옹심이도 찹쌀에 멥쌀, 현미, 흑미, 수수를 넣은 오곡 옹심이
다. 모두 맛과 건강을 동등하게 놓고 신경을 쓴 결과다.

또 문호리팥죽에서는 국수를 반죽할 때, 문호리 락토 발효액으
로 발효한다. 국수는 탄성과 점성으로 그 질을 가늠할 수 있는데
문호리 락토 발효액으로 발효하면 밀가루로만 만들었을 때 아쉬운
점을 채워 탄성과 점성이 크게 향상된다.

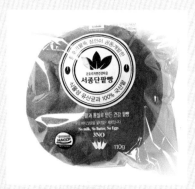

또 최근 선보인 '서종단팥빵'
은 우리나라 통밀을 발아시켜
식물성 유산균 문호리 락토와
함께 발효해 만든다. 100% 국
산 팥을, 그것도 수작업으로 선
별한 최상의 팥만을 사용한다.

우유, 버터, 달걀을 넣지 않은 '3NO 제품'으로 정제되지 않은 원당을 넣어 달지 않으며 고소하고 담백한 풍미가 있어 건강에 좋다.

조만간 문호리 락토와 문호리 한방흑초의 성분을 담아 천연 화장품으로 사용할 수 있는 천연 건강 비누도 선보일 예정이다. 나날이 심해지는 미세먼지와 스트레스에 시달린 피부를 더 맑고 깨끗하게 만들어줄 제품이라고 생각한다.

여기에 더하여 팥을 활용한 색다른 사업, 팥의 고유한 맛과 커피를 함께 할 수 있는 카페도 준비 중이다.

내가 자신 있게 추천하는 문호리 락토, 문호리 락토 발효액, 문호리 한방흑초, 서종단팥빵은 온라인에서는 유통회사 코리아진 홈페이지(koreajin.com)에서, 오프라인 매장은 문호리 자연건강마을에서 만날 수 있다.

한국자연건강포럼

'대한민국이 건강해지는 그날까지'라는 나의 꿈은 '한국자연건강포럼'으로 구체화할 예정이다. 이 포럼은 자연건강법을 전 국민의 기본 건강법이자 생활 습관으로 전파하기 위해 각계 전문가들이 모여 의견을 나누고 발전 방향을 모색하는 장이 될 것이다. '한국자연건강포럼'을 통해 자연건강법에 관한 정확한 정보 제공과 책임감 있는 관리를 제공하고자 한다. 대한민국 국민이 더 안전하고 편리하게 자연건강법의 혜택을 누리기 바라는 마음에서다.

통계청이 발표한 '한국의 사회동향 2018'에 따르면 3개 이상의 만성 질환이 있는 노인의 비율이 51%에 달한다고 한다. 아마 앞으로는 더 높아질 거라고 본다. 유병장수는 일종의 재앙으로 본인이나 가족들에게 엄청난 부담감을 남겨주어 삶의 질까지 훼손한다. 또 노인의 건강 약화는 장기간 치료와 요양이 필요하므로 의료비 부담이 높기 마련이다. 이는 개인의 경제적 부담이기도 하지만, 국민건강보험 등 사회적 비용도 상당히 소모되는 문제다.

나는 노인복지의 핵심이 사후가 아니라 사전, 즉 요양이나 치료 제공보다 노년층의 건강 관리에 더 집중해야 하며 자연치유가 그 해답이 될 수 있다고 생각한다. 큰 비용이 필요하지 않고, 근본적으로 몸을 치유하는 자연건강법이야말로 미래 지향적인 건강법이다. 이에 '한국자연건강포럼'은 자연건강법 연구와 교육, 홍보를 병행하며 국민의 건강 문제 해결에 힘을 더하고자 한다.

감사한 두 사람

어머니와 아내는 내 인생에서 절대 빼놓을 수 없는 중요한 인물이다. 그들이 있었기에 지금의 내가 될 수 있었다. 늘 책을 마무리할 때마다 생각하는 사람들이다.

항상 바르고 올곧게 살려고 노력하는 성향은 모두 어머니로부터 물려받았다. 나의 부모님은 한국전쟁 때 피난 오신 개성분들이시다. 개성상인의 피가 흐르는 어머니는 아버지가 일찍 돌아가신 후, 홀로 아들 둘을 키우시느라 꾸준히 장사를 계속하셨다. 장사도 하나만 하지 않고, 늘 요즘 말로 투잡, 쓰리잡을 해서 가계를 꾸리셨다. 무작정 그렇게 하셨으면 몸이 남아나지 않으셨을 텐데 워낙 감각 있고 흐름을 잘 읽으셔서 효율적으로 늘 남는 장사를 하셨다. 오래 장사하셨는데도 한 번도 누군가와 척지지 않았으며 늘 인사를 받는 쪽이셨다. 그랬기에 혼자 버셔서 형은 대학까지, 나는 대학원까지 모두 번듯하게 공부시킬 수 있었던 것이리라. 바르면서도 효율적으로 장사하시는 어머니를 보고 자란 나는 온갖 자극적인 외식 사업이 난무하는 와중에도 결국 자연 건강을 추구하는 시대가 올 거라고 내다보고 팥죽을 선택했다. 바른 생각으로 내린 결정이니 언젠가는 어머니처럼 좋은 음식을 잘 먹었다고 인사받게 될 거라고 믿어 의심치 않았다. 역시 선택은 틀리지 않았다. 맛과 건강을 함께 잡은 문호리팥죽은 개업 이래로 줄곧 순항 중이다.

또 한 사람 감사할 사람은 내 아내 조인숙(동주행(東主行))이다. 나는 중·고등학교 시절 웅변 장학생이던 아내에게 한눈에 매료되었다. 아내는 똑똑했으며 단연 실력파로 당대 최고의 여성 웅변가였다. 1970년대에 권위 있는 전국웅변대회에서 20여 번의 각 부 장관상을 받는 등, 당시 웅변계의 슈퍼스타였다. 웅변가로서의 멋진 태도와 자신감, 예의가 몸에 밴 아내는 내가 웅변가로서, 정치인으로서 일하는 데 큰 힘이 되었다. 후에 미련 없이 정치를 그만두고 문호리팥죽을 창업하겠다고 했을 때도 대한민국에 자연 건강을 전파하겠다는 나의 뜻을 정확하게 이해하고 지지와 격려를 아끼지 않았다. 우리는 평생 서로 의지하고 사랑하는 부부이자 동지다.

이제 내게 큰 도전이었던 《백현진 자연건강법》을 마무리할 때가 되었다. 쓰기 전에도 걱정이 많고 쓰면서도 내내 고민도 끊이지 않았지만, 지금 와서 보니 역시 쓰기를 잘했다는 생각이 든다. 내가 탐구하고 공부하며 경험했고, 스스로 느낀 변화와 효과를 가감 없이 나누었기에 후회도 없다.

서두에서 언급한 바 있지만, 이 책에 언급된 내용은 오로지 백현진의 이야기일 뿐, 진위를 단언하는 것도 아니고 효과나 효능을 보장하거나 장담하는 것이 아니다. 모두 나 스스로 습득하고 경험한 내용을 서술했으며 일부 내용에 관해 이견이 있음을 잘 알고 있다. 식견 있는 독자들이라면 개방적인 태도로 읽고 스스로 판단해 올바른 판단을 내릴 거라 믿는다.

2019년 8월

저자 **백 현 진**

〈참고문헌〉

[단행본]

J.W.암스트롱(J.W. Amstrong), 『생명수』, 김찬수 옮김, 한줄기(1993)

강국희, 『알고 보니 생명수 요료법』, 성균관대학 출판부(2002)

강국희 · 김정희, 『오줌을 마시자』, 건강신문사(2000)

강재만, 『웰빙 식초 건강법』, 청연(2012)

구관모, 『내 몸을 살리는 천연식초』, 국일미디어(2006)

구관모, 『천연식초를 알면 암은 없다』, 국밀미디어(2013)

김명호, 『내 몸 아프지 않는 기적의 건강법』, 산수야(2015)

김소림, 『요료법의 기적』, 산수야(2005)

김정희, 『오줌요법, 그 놀라운 신비』, 건강신문사(2004)

김정희, 『요료법과 줄기세포』, 산수야(2019)

김정희, 『의사가 체험으로 말하는 요료법』, 산수야(2019)

나카오 료이치(中尾良一), 『기적을 일으키는 요료법』, 김정희 옮김, 명문각(1992)

남도현, 『호흡과 발성』, 군자출판사(2007)

다카자와 겐지(高澤謙二), 『혈관이 살아야 내 몸이 산다』, 박재현 옮김, 이상미디어 (2011)

다카하시 히로시(高橋弘), 『혈관이 수명을 결정짓는다』, 이진원 옮김, 다산출판사(2015)

마츠이케 츠네오(松生恒夫), 『(우리 가족 대장암 예방하는) 장 건강 프로젝트』, 신정현 옮김, 싸이프레스(2014)

모튼 쿠퍼(Morton Cooper), 『목소리를 깨워라, 삶을 바꿔라』, 강태헌 옮김, 파피에(2002)

박원석, 『미생물과 발효가 세상을 바꾼다』, 소금나무(2013)

세노오 사치마루(妹尾左知丸), 『혈관 마사지』, 김형주 옮김, 지식여행(2012)

오쿠무라 코우(奧村康), 『장을 클린하라: 평생 건강 지키는 장 면역력 키우기』, 김숙이 옮김, 스토리유(2011)

이동범, 『자연을 꿈꾸는 뒷간』, 도서출판 들녘(2000)

이미란, 『발효 이야기: 김치와 식초의 세계』, 살림(2014)

이영미, 『의사가 권하는 요료법』, 산수야(2013)

이제성, 『건강지킴이 천연식초 만들기』, 정신출판사(2016)

이케타니 도시로(池谷敏郎), 『혈관을 단련시키면 건강해진다』, 권승원 옮김, 청홍(2018)

이토 가쓰히토(伊藤克人), 『과민성 장증후군의 예방과 치료법』, 박상곤 옮김, 하서(2012)

이토 히로시(伊藤裕), 『건강 100세, 장과 신장이 결정한다』, 유가영 옮김, 매일경제신문사(2016)

칼 오레이(Cal Orey), 『자연이 준 기적의 물, 식초』, 박선령 옮김, 웅진씽크빅(2006)

한상준, 『한상준의 식초독립』, 헬스레터(2014)

후지타 고이치로(藤田紘一郎), 『알레르기의 90%는 장에서 고친다』, 이해란 옮김, 국일미디어(2016)

[논문 및 학술지]

김기일, 「요료법이 고혈압과 혈청지질에 미치는 영향」, 단국대학교, 2003

박세진 · 신재일, 「소변의 생성, 구성성분, 색깔, 그리고 이상소견」, 연세대학교, 2013

김지혜, 「적외선 감쇠전반사 분광분석기를 이용한 소변 성분 검출 연구」, 동덕여자대학교, 2009

윤정희 · 박준우 · 강상모, 「요(尿)의 성분분석 및 항산화 · 항균 활성 연구」, 건국대학교, 2012

윈웨잉(雲月英), 왕원룽(王文龍), 「유산균과 건강(乳酸菌與健康)」, 내몽고과기대학(內蒙古科技大學), 2009

강명석 · 전찬용 · 박종형, 「뇌졸중환자 161례에 대한 임상적 고찰」, 『대한한의학회지』 Vol.16 No.2, 1995

이인정, 「노년기 장애에 영향을 미치는 요인들에 관한 연구」, 『보건사회연구』 Vol.30 No.2, 2010

정승철, 「뇌졸중과 수면」, 『대한수면의학회 수면정신생리』 Vol.9 No.1, 2002

허선진 · 김영찬 · 이승연, 「항산화 활성화에 대한 채소 발효의 영향 연구」, 건국대학교 식품화학과, 2014

팡링셩(方陵生), 「프로바이오틱스와 건강」, 『중년보건(中年保健)』, p30~31, 2014. 05

러샤(樂夏), 「프로바이오틱스의 진상」, 『건강중국(健康中國)』, p28~29, 2016. 08

상니(桑尼), 「유산균 바로 알기」, 『건강중국(健康中國)』, p28~29, 2016. 08

쑨중펑(孫中風), 「혈관이 당신의 수명을 결정한다」, 『노년건강(老年健康)』, p24~25, 2008

인만(尹曼) · 왕이자(王一俠), 웨이잉(魏穎), 루쥔(魯軍), 「복합 과채 유산균 발효산물 분석 및 기능성 평가」, 『베이징과기연구센터 식품공업』, 제37호, p215~218, 2016

왕쉬셩(王旭升), 「혈관이 건강해야 아름답다」, 『중국의학논단보(中國醫學論壇報)』 1159기(2005), p39~40.

왕차오셩(王朝生), 「혈관에서도 병이 생긴다」, 『보건고문(保健顧問)』, p5~6, 2012. 05

황중화(黃仲華), 「식초와 건강을 이야기하다」, 『중국조미품(中國調味品)』 제3호, 1998

[기타 문헌]

나카오 료이치 외 3명, 「신요료법 강연록」, 2011

시궈펑(系郭峰), 「요료상식10조(尿療常識十條)」, 요녕성 요료협회, 2009

장옌(張晏), 「나의 13년 요료법 고백」, 2011

한국지질동맥경화학회 홈페이지 http://www.lipid.or.kr

이 책은 저자가 탐구를 통해 스스로 배우고 습득한 것을 서술한 것입니다.

저자는 여기에서 다룬 내용에 관한 이견이 있음을 잘 알고 있으며, 절대적인 옳고 그름을 판가름하거나 진위를 단언하지 않았습니다. 모든 내용은 저자 본인의 탐구와 경험을 토대로 썼을 뿐이니, 독자들이 개방적인 태도로 읽고 스스로 판단하기 바랍니다.